实用临床疾病护理精要

朴英兰　段丽娜　郭　盈　主编

U0241734

中国纺织出版社有限公司

图书在版编目（CIP）数据

实用临床疾病护理精要 / 朴英兰，段丽娜，郭盈主编.-- 北京：中国纺织出版社有限公司，2024.6

ISBN 978-7-5229-1782-5

Ⅰ.①实…　Ⅱ.①朴…②段…③郭…　Ⅲ.①护理学　Ⅳ.①R47

中国国家版本馆CIP数据核字（2024）第102938号

责任编辑：樊雅莉　　责任校对：寇晨晨　　责任印制：王艳丽

中国纺织出版社有限公司出版发行

地址：北京市朝阳区百子湾东里A407号楼　邮政编码：100124

销售电话：010—67004422　传真：010—87155801

http://www.c-textilep.com

中国纺织出版社天猫旗舰店

官方微博 http://weibo.com/2119887771

三河市宏盛印务有限公司印刷　各地新华书店经销

2024年6月第1版第1次印刷

开本：787×1092　1/16　印张：10.5

字数：300千字　定价：88.00元

编　委　会

前　言

　　护理学是以自然科学和社会科学理论为基础，研究维护、促进、恢复人类健康的护理理论、知识、技能及其发展规律的综合性应用科学。护理工作是保持和促进人们健康的服务职业，对患者的生命健康负有重大责任，护理工作必须体现以健康为中心的服务思想，对人民大众的健康负责，护理工作人员要不断提高技术水平和服务质量。

　　本书内容丰富，覆盖面广，重点讲述临床各科常见病、多发病的护理。编者根据多年丰富的临床经验及专业特长，在搜集参考大量文献的基础上撰写而成，着重介绍疾病的护理措施，科学性与实用性强，贴近临床护理工作实际的同时，又紧密结合国家医疗卫生事业的新进展和护理学的发展趋势。希望本书的出版对促进临床护理规范化、系统化及科学化起到一定作用。

　　本书由多人执笔，写作风格迥异，在格式与内容方面难免有不统一之处，敬请谅解。同时也建议读者在临床使用过程中，参考本书时应根据临床实际情况判断，以避免产生疏漏。

编　者

2024 年 4 月

目　录

第一章

门诊护理工作管理规范

第一节 门诊就诊服务流程

一、分诊

门诊服务人员做好预检分诊工作，帮助患者正确选科，应做到非传染病与传染病分开，防止门诊范围内的交叉感染，从而提高门诊工作效率和质量。

二、挂号

（1）门诊患者就诊时必须挂号。

（2）凡就诊患者应持门诊病历就诊。

三、候诊

（1）患者挂号后到相应门诊科室候诊。

（2）就诊人员较多的科室门诊护士要维持好候诊室的秩序，告诉患者等候次序，安排患者依次就诊。

（3）对病情较重、较急的患者及时安排优先就诊，回答患者提出的相关问题，对需进行特殊检查或转科转院的患者进行指导和处理帮助，对可疑传染病患者及时采取措施，对患者进行健康宣教，保持门诊环境的有序、安静和卫生。

四、就诊

（1）门诊护士按挂号顺序把患者依次分配到诊室就诊，注意保护患者的隐私权。

（2）诊室要求每位医师每次接诊一位患者，允许一位家属陪同，其他患者不得入内。

（3）医师接待患者前，以及诊治完每一位门诊患者后都要洗手；要耐心听取患者的病史陈诉，进行认真的体检，必要时作相应的检验和特殊检查。

（4）医师根据病情和检查作出初步诊断；要认真书写门诊病历，做到简明扼要、明确清楚、内容规范、项目齐全。

（5）医师提出的治疗意见应向患者清楚而如实地说明，在征得患者同意后才能予以治疗（包括手术）或开出处方到药房取药或到药店购药。

（6）医师对疾病诊断有疑问，可嘱患者复诊复查或请上级医师会诊或进行疑难病例讨论直至转科转院。

（7）凡病情复杂或较重，门诊难以作出有效处理者，应收入住院。

（8）凡需出具疾病诊断证明书者，应由门诊部统一盖章，以保持诊断书的严肃性。

五、医技科室检查和治疗

（1）凡需要作化验检查、放射超声影像学检查、心电及脑电检查，进行门诊小手术、注射、清创换药等治疗时，医师必须开出检查或治疗申请单。

（2）医师应嘱咐检查或治疗前的准备及注意事项，对个别要预约登记者应予说明，并告诉上述检查单的报告出具时间和取单地点、手续等。

六、取药

（1）门诊医师必须严格执行处方制度，处方内容齐全，书写端正清楚，不得涂改（有涂改时医师要在涂改处签字）。

（2）药剂科不得擅自修改处方，凡毒、麻、限剧药物处方要严格按照毒、限剧药管理制度和麻醉药管理办法执行。门诊医师要嘱告患者所开处方药物内容和用途。

（3）药剂科发药前要认真查对，并向患者说明用法和注意事项。

七、离院、留院观察、入院或转院

（1）患者经诊治后，大多数人取药后离院回家，但病情较重或诊断不明需进一步观察病情变化者，可根据病情程序和住院病床情况，作出转门诊观察室观察或住院的处理决定，开出住院通知单，办理入院手续。

（2）对应转院治疗者，要开具转院意见书，并提出转向何院的建议。

（朴英兰）

第二节　门诊部护理管理制度

一、门诊部护理工作制度

（1）在护理部主任及门诊部主任的领导下开展工作，严格执行医院的各项规章制度，认真履行岗位职责，做好各项工作。

（2）护理人员上班时要衣帽整齐，佩戴胸卡，做到文明服务、礼貌待患、态度和蔼。

（3）做好各诊室的消毒隔离工作，预防医院感染的发生。协助做好传染病疫情报告。

（4）对于危重患者做到简化手续，优先安排就诊，须住院者及时与病区联系并护送至病房，再补办手续。

（5）维持就诊秩序，加强对候诊患者的巡视，发现病情变化及时报告医生并协助处理。

（6）保持就诊环境的清洁整齐，对候诊患者进行健康教育和卫生知识宣教。

二、门诊护理工作管理制度

（1）门诊管理工作受护理部、门诊部双重领导，护理人员院内调动由护理部决定，并及时与门诊部沟通、协商，科内调动由科护士长与护士长协商解决。

（2）护理人员必须着装整齐，仪表端庄，佩戴工号，准时上岗，自觉执行各项规章制度，恪守职业道德，具有高度的责任心、同情心，耐心诚恳、态度和蔼地接待每位患者，实行首问负责制。

（3）认真做好各诊室开诊前的准备工作和接诊后的整理、清洁、消毒工作，候诊患者根据电脑挂号顺序就诊，做到一人一室，维持好就诊次序。

（4）严格执行卫生局有关规定和就诊须知，对老弱病残，70岁以上老人及重症、劳模、离休干部、行动不便的患者，优先照顾，提供方便，确保安全。

（5）认真做好就诊患者预检分诊工作，严格执行预检程序，疑似传染病患者或不明原因发热患者护送至感染科就诊，并做好接待处的消毒工作。

（6）严格执行消毒隔离制度，诊室空气每日消毒 1～2 次，桌椅、电脑、诊疗床、轮椅等每日用消毒水擦拭 1～2 次，有效控制院内感染。

（7）就诊环境保持清洁、整齐、安静、舒适，做好患者就诊前、中、后的指导，定时开放电视健康教育屏幕，实施健康宣教。

（8）积极参加护理部、科室组织的业务学习，按时完成继续教育目标，不断学习新技术、新理论，努力提高专业技术水平。

（9）做好各诊室医疗器械、药品、消毒剂的管理工作，备好急救用品、药品，一旦遇到患者病情突变，及时做好应急处理。

（10）护理人员必须熟练掌握突发事件的应急处理流程，如火灾、食物中毒、停电等，能有效地疏导和急救，控制风险和危害。

（11）下班前整理好各诊室办公用品，关好水、电及门窗，防止意外事件发生。

三、服务台工作管理制度

（1）提前上班，挂牌上岗，仪表端庄，着装规范，态度和蔼，礼貌用语。

（2）坚守岗位，不得擅自离岗。保持预检服务台安静，无喧哗。

（3）熟练掌握业务知识及服务流程，熟悉公费医疗、医保政策及门诊专科、专家出诊等信息，解答问题耐心细致，准确预检、导诊，执行首问负责制。

（4）维持门诊大厅秩序，主动为患者提供各类咨询服务和便民措施（为残疾人、老年患者提供轮椅、协助就诊，保管寄放物品、提供雨伞、一次性茶杯、纸巾等）。

（5）熟练掌握突发事件的应急处理流程和汇报流程，处理好各种应急事件（负责转运送患者等）。

（6）负责门诊健康教育咨询工作，发放健康教育处方，按时、按序更换宣传板，并做好记录。

（7）保证轮椅、投币电话等正常使用，损坏及时报修。

（8）接待患者的反馈意见，记录备案，并及时汇报领导。

（9）接待病假盖章时，必须严格核对医师签名、图章、病历和病假日期，相符后再盖章。

（10）保持服务台环境整洁，每日 2 次用 500 mg/L 含氯消毒剂擦拭工作台、桌面。每次接触传染病患者后，及时用 1 000 mg/L 含氯消毒剂擦抹桌面，并消毒双手。

（11）下班前负责大厅空调、电脑、大屏幕的关闭检查工作。

四、门诊消毒隔离制度

（1）认真执行医院消毒隔离制度。

（2）护理人员上岗必须衣帽整洁，进入治疗室、换药室、无菌室必须带好口罩、帽子，治疗操作前后应按要求洗手，做到一针一管一消毒。

（3）体温表消毒执行"三杯法"。血压计、听诊器用 75% 乙醇或有效氯消毒剂擦拭。直接接触患者脏器、组织而不能高压灭菌消毒的器械均用 2% 戊二醛消毒液浸泡消毒或环氧乙烷灭菌消毒。定期做好灭菌消毒效果检测。

（4）各种治疗室、手术室、无菌室、换药室、特殊换药室、封闭室，每日空气消毒 2 次，每周清洁紫外线灯管 1 次，每周彻底清扫 1 次。

（5）各种无菌包必须专柜放置，放置位置高于地面 20 cm，距离墙壁 5 cm，无菌包必须保持干燥，无破损，标识清楚、醒目，开口处封有起止日期和操作者签名。一般有效时间为 7 日。

（6）持物钳干燥保存，有效时间为 4 小时。

（7）生理盐水棉球每日更换。无菌物品、无菌液体标明日期、时间和签名，只限于有效期内使用。

（8）备用干燥氧气湿化瓶、吸引瓶每周清洁、消毒 1 次，患者用毕及时终末消毒，吸引瓶瓶盖无霉点，瓶壁、管壁清洁无污垢。雾化器每日清洁消毒、换水 1 次，咬口、螺旋管患者用毕及时终末消毒。

（9）一次性物品专柜放置，放置位置高于地面 20 cm，距离墙壁 5 cm，柜子保持清洁，一次性物品使用后按规范处理。

（10）各类物品按清洁、污染分别放置，各诊室应保持清洁、无积灰，台面、地面用消毒液湿擦和湿拖。

（11）对特殊菌种如铜绿假单胞菌、厌氧菌、结核杆菌等感染的伤口，更换下的敷料应焚烧，器械必须特殊消毒处理。发热门诊、肠道门诊、肝炎门诊、性病门诊医疗废弃物应按特殊消毒处理。

（12）肠道科病床用消毒液湿扫，一床一刷一巾。刷巾套用后常规消毒处理晾干备用。患者床头柜一桌一抹消毒液湿擦，擦后抹布消毒处理。床架、桌椅每日用消毒液湿擦，抹布专用。病房地面应用消毒液湿拖，患者出院床单位应进行终末消毒。

（13）医用垃圾与生活垃圾要加盖分别放置，医用垃圾要有标识。

五、发热门诊工作管理制度

1. 环境管理

诊区应安置在医院大门附近，通风良好，远离急诊和病房区域，标志清晰，诊区周围设有隔离带。诊区内设备齐全，就诊流程合理，有完善的就诊患者追踪登记管理制度。

2. 人员管理

及时传达和学习目前流行病的发展动态及预防、治疗措施，举办相关知识的学习班和技能培训（如 SARS、禽流感知识讲座等），同时为运送患者入院、转院的卫生员、司机讲授消毒隔离知识及自我防范的预防措施（如穿脱隔离衣等）。

3. 发热患者就诊流程管理

（1）发热患者就诊，先测体温，并督促戴好口罩，引导至发热诊室就诊，排除 SARS 等传染病后再到专科就诊。

（2）若疑似 SARS 等传染病，做好 X 线胸片、血常规等检查后，请院内专家会诊。

（3）若未排除 SARS 等传染病，通知市疾病控制中心专家来院进一步采样、确诊。

（4）根据市、区疾病控制中心在 48 小时内的检验报告，如明确疑似病例或确诊病例，由区疾病控制中心负责转至市内指定医院。

（5）凡与疑似病例接触的工作人员和场所，必须严格按消毒隔离规范进行彻底消毒。

4. 发热门诊工作制度

（1）隔离诊室、输液室、病房通风良好，独立设区，设有 2 个入口，做到工作中与患者进出口分开。发热患者的就诊、检查、治疗等都在诊区内完成。

（2）发热门诊应严格划分清洁区、半污染区和污染区，各交界处必须设有擦脚垫，并用消毒液浇湿，保持脚垫湿润。

（3）进入病区应戴 16 层棉纱口罩、帽子、手套，穿鞋套、隔离衣。

（4）当班医务人员应坚守岗位，不得随意离岗，并负责隔离患者的所有治疗工作，严禁无关人员人内。

（5）隔离患者均须戴口罩，严格隔离，严格管理，不得离开隔离病房。

（6）严格探视制度，不得陪护，不得探视，严格做好个人防护。

（7）严格执行报告制度，详细填写发热门诊有关日报表，发现问题及时上报。

六、门诊换药室管理制度

（1）门诊换药室是为非住院患者进行伤口治疗性换药的重要场所，非换药人员不得入内。不得大声喧哗，不得存放私人物品。

（2）保持换药室空气流通，光线充足，环境必须清洁整齐，每日做空气、物品表面、地面消毒，并有记录。

（3）严格执行消毒隔离制度和无菌技术操作规范，进入换药室要衣帽整齐、戴口罩。换药时做到一人两碗（盘）、两钳及 1 份无菌物品。先换无菌伤口，后换感染伤口，特殊感染患者不得在换药室换药。

（4）换药室清洁区、污染区分区明确并贴有标志，设清洁换药台与污染换药台。清洁伤口与污染伤口分开换药，换药时戴手套。为 SARS、HIV/AIDS 等特殊感染性疾病患者换药时戴手套，必要时戴护目镜。

（5）无菌物品按灭菌有效期摆放和使用，定期检查，防止过期。无菌干罐每 4 小时更换 1 次，无菌瓶、无菌罐每周高压消毒 1 次。置于无菌贮槽中的灭菌物品（棉球、纱布等）一经打开，使用时间不超过 24 小时，尽量采用小包装。

（6）各种外用药品、器械应固定放置，分类保管，标识清楚，用后归还原处。

（7）可循环使用的物品用后按要求进行初步清洗消毒后，再交消毒供应中心进一步处理、灭菌。使用后的敷料及一次性物品置入黄色医用垃圾袋内并粘贴标识由专人回收处理。

（8）了解患者伤口情况，如发现伤口有异常，应立即通知主管医师处理。

（9）室内物品由专人负责保管，定期清点、维修，及时补充。换药室固定的器械物品一般情况下不得外借，必要时经护士长批准方可外借，用后及时归还。

七、各诊室工作管理制度

（1）护理人员必须着装整齐、仪表端庄、佩戴工号、准时上岗。

（2）护理人员提前做好各种物品准备（有的科室还要准备好消毒器械设备），开诊前检查，清点物品并登记（急救物品、药品、氧气袋、血压计、轮椅等），保持其良好的备用状态。

（3）严格执行消毒隔离制度，做好体温表、诊室、诊疗台、电脑等清洁消毒工作，做好无菌物品的清洁、消毒、灭菌、规范放置工作，有效控制院内感染。

（4）按疾病轻、重、缓、急及病种有序地排号分诊，安排危重患者优先诊治，并做好危重患者的护送工作。做到一人一诊室。

（5）做好诊室内医疗器械、药品、消毒剂、麻醉药类和精神药类处方的管理工作，备好急救用品、药品，一旦遇到患者病情突变，及时做好应急处理。

（6）做好胃镜、骨穿、TCT等各种病理报告的登记和签收工作，以及病检单的登记工作。

（7）严格遵守护理操作常规，做好本诊室患者的各项治疗工作。

（8）认真做好接诊后整理工作，包括添置好各类申请单、化验单，统计当日的工作量，做好诊室的清洁卫生、通风和消毒，保持环境整洁，关好水、电及门窗，防止意外事件发生。

八、门诊手术室护理工作制度

（1）门诊手术室一般接纳小手术治疗的患者。

（2）手术室工作人员，必须严格遵守无菌操作原则，进手术室必须穿戴手术室的手术衣、鞋、帽和口罩，保持手术室内肃静和整洁。

（3）手术室的药品、物品须有专人负责管理，放置位置相对固定，以保证手术正常进行，毒、麻、限剧药应有明显标志，专人、专柜、专本登记管理。

（4）严格执行门诊手术室消毒隔离制度，每月做微生物学检测一次（包括空气、医务人员手、使用中的消毒液、无菌物品、物表等），环境卫生学监测符合要求。

（5）手术通知单至少提前1小时交门诊手术室，接到手术单后，认真核对，并合理安排。接手术患者时，应仔细核对患者姓名、性别、年龄、手术名称和部位，防止差错。

（6）所有门诊手术患者术前必须签署手术知情同意书。

（7）无菌手术与感染手术应分开进行，先做无菌手术，后做感染手术。

（8）手术完毕，所用过的器械及物品及时清洁、消毒、灭菌后备用。

（9）用后物品严格按医疗垃圾分类办法进行处置。

（10）手术室护理人员应详细登记手术患者，按月上报。

（朴英兰）

第三节　门诊护理工作相关制度

一、门诊护理管理制度

（1）护理人员必须着装整齐，仪表端庄，佩戴胸牌，准时上岗，自觉执行各项规章制度，恪守职业道德，以高度的责任心、同情心、耐心诚恳、态度和蔼接待每位患者，实行首问责任制。工作时间除紧急情况外不外出，不办私事，不会客。

（2）认真做好各诊室开诊前的准备工作和接诊后的整理、清洁、消毒工作，候诊患者根据电脑挂号顺序就诊，做到一人一室，维持好就诊秩序。

（3）认真做好就诊患者预检分诊工作，严格执行预检程序，就疑似传染病患者或不明原因发热患者护送至感染科就诊，并做好接待处的消毒工作。

（4）严格执行消毒隔离制度，诊室空气每日消毒 1~2 次，桌椅、电脑、诊疗床、轮椅等每日用消毒水擦拭 1~2 次，有效控制院内感染。

（5）就诊环境保持清洁、整洁、安静、舒适，做好患者就诊前、中、后的指导，定时开放电视健康屏幕，实施健康宣教。

（6）做好各诊室器械、药品、消毒剂的管理工作，备好急救用品、药品，一旦遇到患者病情突变，及时做好应急处理。

（7）护理人员必须熟练掌握突发事件的应急流程和上报流程，如火灾、食物中毒、停电等，能有效地疏导和急救，控制风险和危害。

（8）积极参加护理部、科室组织的业务学习，按时完成继续教育目标，不断学习新技术、新理论、新业务，努力提高专业技术水平。

（9）凡发生差错、事故，须上报并及时组织讨论。

二、门诊注射室工作制度

（1）凡各种注射治疗应按处方和医嘱执行，对可能引起过敏的药物，必须按规定做过敏试验。严格执行查对制度，注射前必须两人核对药物和注射证。

（2）密切观察注射后的情况，发生注射反应或意外，应及时进行处置，并报告医师。

（3）严格执行无菌操作规程，操作时应带好口罩、帽子。器械要定期消毒（无菌包每周消毒 1 次），保持消毒液的有效浓度，注射时应做到每人一针一管。

（4）抢救药品、器械要定点放置，定期检查，用后及时补充，过期更换。

（5）严格执行消毒隔离制度，防止交叉感染。

（6）室内每日消毒，每月采样培养，结果要有记录。

三、门诊换药室工作制度

（1）严格执行无菌管理制度，无关人员不得入内。

（2）一切换药物品需保持无菌（固定敷料除外），并注明灭菌日期。超过有效期者，需重新灭菌。

（3）灭菌溶液（生理盐水和呋喃西林等）启用超过 24 小时要更换。

（4）对清洁和污染伤口，要分先后，特殊感染不得在换药室处理，并在规定位置处理。

（5）室内紫外线消毒每日2次，每季做一次细菌培养。

四、门诊手术室工作制度

（1）手术室工作人员，必须严格遵守无菌原则。严格执行手术室各级各类人员职责、无菌操作及消毒常规、急救抢救制度、查对制度、防止交叉感染处理原则、特种感染处理原则、防止差错事故制度、安全制度、药品及物品器械管理制度、值班制度，保持室内整洁，进入手术室时必须穿戴手术室的鞋、帽、手术衣及口罩。

（2）室内必须保持肃静，禁止喧哗。

（3）进手术室见习、参观，需经科主任及手术室护士长同意。见习和参观者，应接受手术医护人员的指导，不得任意走动及出入。

（4）手术室的药品、器材、敷料，应由专人负责保管，放在固定位置。各项急症手术的全套器材，电气和蒸汽设备应经常检查，以保证手术的正常进行。手术室器械一般不得外借，如外借，须经手术室护士长同意，经护理部并报业务院长批准方可办理暂借手续。麻醉药与剧毒药有明显标志，加锁专人保管，按医嘱并经过仔细查对方可使用。

（5）无菌手术与有菌手术应分室进行，避免交叉感染。手术前后手术室护士应详细清点手术器械、敷料等的数目，并及时处理被血污染的器械和敷料，一切物品用后必须进行清洁和检查工作并归还原处。若无条件时，应先做无菌手术，后做有菌手术，节假日应专人值班，以便随时进行各种紧急手术。

（6）手术室应常规准备急诊专用器械、敷料等。如用完时，可动用其他择期手术器械、敷料等，如无特殊情况，任何人不得以任何理由拒绝或拖延急诊手术。

（7）手术室应对手术患者作详细登记，按时统计上报。

（8）手术室应每周彻底清扫一次，每月做细菌培养（包括空气、洗过的手、消毒后的物品），如有感染应协同有关科室研究感染的原因并及时纠正。

（9）手术室工作人员暂离手术室外出时要更换外出衣、鞋、帽。

（10）急性呼吸道感染人员原则上不准进入手术间，特殊情况戴双层口罩方可进入。

（11）手术室内严禁吸烟，值班人员须在指定地点就餐。

（12）手术者上台后除特殊紧急情况外，一律不传私人电话。

（13）爱护一切器械仪器，严格按操作规程使用，避免损坏，一旦损坏应及时报告设备科酌情处理。

（14）精密仪器要设专人保管，定期保养。

（15）手术采取的标本，应与病理科严格交接手续，有专人负责送检。

五、雾化吸入室工作制度

（1）热情接待患者，严格按处方和医嘱配置药液。

（2）严格执行查对制度，严防差错事故。

（3）加强患者的巡视，密切观察患者吸入时的反应，如发生意外，应及时进行处理，并报告医生。

（4）物品摆放规范齐全，保持治疗室干净整齐，非本室工作人员不得进入操作室。

（5）严格执行消毒隔离制度，吸入用具一人一套，保证消毒液的有效浓度，室内空气、地面每日消毒。

（6）备齐抢救药品器械，做到五定。

六、导诊台工作制度

（1）提前10分钟挂牌上岗，仪表规范，态度和蔼，使用礼貌用语。

（2）熟练掌握业务知识及服务流程，熟悉各专科、专家出诊的信息，解答问题耐心细致。

（3）热情主动接待就诊患者，按先后次序就诊，保持诊室一室一医一患，必要时协助医师进行预检，遵医嘱给患者进行处理。

（4）随时观察候诊患者的病情变化，遇有高热、剧痛、呼吸困难、出血、休克等患者应立即安排提前就诊或送急诊科处理，对病情较重或年老体弱者适当调整就诊顺序。

（5）熟练掌握突发事件的应急处理流程和汇报流程，处理好各种应急事件。

（6）保持候诊大厅、导诊台、诊室环境整洁，每日2次用500 mg/L含氯消毒液擦拭工作台、桌面。每次接触感染患者后，及时用1 000 mg/L含氯消毒液擦抹桌面，并消毒双手。

（7）负责空调、电脑等的关闭检查工作。

七、急诊室护理工作制度

（一）急诊室护理管理制度

（1）急诊室工作人员应以高度的人道主义精神和责任心，严肃、认真、迅速、准确地救治患者，急诊护理人员应具有2年临床经验，应掌握急症患者的抢救基本技术、胸外心脏按压术、人工呼吸等基础复苏技术及各种抢救仪器和药品的使用。

（2）急诊科各类抢救物品及器材要准备齐全，实行"五定"（定数量品种、定点放置、定人保管、定期消毒灭菌、定期检查维修）制度，急救车必须保持车况良好，定期保养维修，保证随时可用，药品要保证充足，急诊科一切物品特别是急救器材、药品一律不得外借。

（3）急诊人员必须坚守岗位，不得擅离职守。

（4）急诊护士听到救护车铃声应主动出门迎接，安排就诊位置和接诊，与医师一起立刻投入抢救。接诊危重患者时必须要测量体温、呼吸、脉搏和血压。

（5）急症患者到院后，有分诊护士根据病情安排就诊，执行首问负责制，不得无故拒绝接诊。

（6）危重患者到院后，急诊医生必须立刻开始处置，如医生不能及时赶到，护士应做好初步处理，如吸氧、开辟静脉通道、止血等。

（7）遇到危及生命的急诊，必须分秒必争，最短时间内集中医疗力量进行抢救，同时报告上级，任何部门均不允许以任何理由延误抢救时间。

（8）病情较重的患者应有急诊医师决定收留观或收住院，相关科室不得拒收患者，急诊留观患者观察时间一般不超过3日，并做好留观记录。

（9）严格执行交接班及查对制度，急诊及留观患者应在床边交班，急诊患者及抢救患者的抢救经过都应及时详细的做好记录，做到项目完整、字迹清楚、准确无误。

（10）护理人员应认真执行医嘱，严格执行"三查七对"等制度。值班护士交接班时，应检查一切急救用品的性能、数量及放置位置。如有缺损或不适用应及时补充更换，并随时做好一切抢救患者的准备工作，保证急需。

（11）危重患者入院、转院或直接进入手术室时，必须事先与转入的部门联系，并准备应急抢救措施和物品，有护理人员亲自护送，与病区医护人员做好交接班并填写转运单。

（12）对传染病患者或疑似传染病患者，应做好登记及报告工作，并按常规做好消毒隔离。

（13）遇有交通事故、吸毒、自杀等患者涉及公安、司法情况时，应报告总值班，同时通知警署和有关部门。对服毒患者，须将患者呕吐物、排泄物留下送毒物鉴定。

（14）凡来历不明的急诊患者，接诊护理人员必须在登记本上注明陪送人员姓名、单位、地址及发现患者的地点、时间等，必要时报警，请警方协助查找家属。

（15）任何部门或人员不容许以任何理由延误危及生命的抢救及拒收患者，违者承担相应责任。

（16）如涉及法律纠纷的患者，在积极抢救的同时，要及时向院领导及上级有关部门报告，并做好各种详细记录和保管。

（二）清创室管理制度

（1）无菌包的有效期应按顺序排列，保持整洁、干燥。

（2）无菌持物钳每4小时更换一次，消毒储物罐（盐水棉球缸、酒精棉球缸、酒精纱布缸、雷佛诺尔纱布缸）每日更换一次。

（3）清创室清洁整齐，及时添加物品。

（4）保持地面清洁，协助外科医生清创，对外科患者需做初步处理后再做检查。

（5）缝合包应初步清洁后，再与供应室更换。

（6）每月的12日做无菌包细菌培养，每月的25日做清创室空气培养。

（7）每日用500 mg/L含氯消毒液擦洗桌面及治疗车。

（三）输液室管理制度

（1）输液室环境必须保持整洁，空气流通，禁止吸烟，严格执行消毒隔离制度，防止交叉感染，每日用消毒液擦拭桌、椅及拖地一次。

（2）有必备的抢救设施（氧气、吸引器、呼叫系统等）并呈备用状态，和方便患者的设施（饮水、厕所等）并呈安全、卫生状态。

（3）热情接待患者，严格执行查对制度，凡各种注射应按医嘱执行，如有疑问及时与医师联系，对过敏性药物，必须按规范做好注射前的过敏试验。

（4）严格执行无菌操作技术规范，医务人员操作时必须戴口罩、帽子，做到一人一针一管一带制，用过的针筒、针头、皮条按规定集中处理。

（5）急诊输液必须按轻重缓急处理，急救用物、药品和设备呈备用状态，遇到过敏反应做到分秒必争，就地抢救。

（6）合理安排护士人力，输液流程合理，尽量缩短患者等候时间。主动巡视、关心患者，及时更换液体。经常巡视和观察输液患者，及时发现渗漏、肿胀和输液反应等，并给予妥善处理。

（7）输液室每班空气消毒机消毒2小时，用消毒液擦拭操作台及周围的环境一次。每季度进行空气培养及无菌物品采样一次。

（朴英兰）

第二章

常见急危重症护理

第一节　呼吸困难

呼吸困难是指患者主观上感觉"空气不足"或"呼吸费力"，客观上表现为呼吸运动费力，严重时可出现张口呼吸、鼻翼扇动、端坐呼吸甚至发绀、辅助呼吸肌参与呼吸运动，并且伴有呼吸频率、深度、节律的改变。呼吸困难是急诊科的常见急症之一，常见于呼吸系统和循环系统疾病，如肺栓塞、哮喘、气胸、急性呼吸窘迫综合征、慢性阻塞性肺疾病急性发作、心力衰竭等，其他系统疾病也可累及呼吸功能而引起呼吸困难。

一、病因与发病机制

不同原因引起呼吸困难的发病机制各异，但均可导致肺的通气和（或）换气功能障碍，引起呼吸困难。

1. 急性肺栓塞（APE）

是各种栓子阻塞肺动脉系统引起的以肺循环和呼吸功能障碍为主要表现的一组疾病或临床综合征的总称，包括肺血栓栓塞（PTE）、脂肪栓塞、羊水栓塞、空气栓塞。临床上以PTE最为常见，通常有时所指的APE即指PTE。其发病机制为肺血管栓塞后，由于血栓机械性堵塞肺动脉，引发神经、体液因素参与的肺血管痉挛和气道阻力增加，从而引起通气/血流比例失调、肺不张和肺梗死，导致呼吸功能改变。

2. 支气管哮喘

简称哮喘，是由多种细胞和细胞组分参与的气道慢性炎症性疾病。哮喘的发病机制非常复杂，气道炎症、气道反应性增高和神经调节等因素及其相互作用被认为与哮喘的发病密切相关。其中，气道炎症是哮喘发病的本质，而气道高反应是哮喘的重要特征。常因接触变应原、刺激物或呼吸道感染诱发。

3. 急性呼吸窘迫综合征（ARDS）

是由各种肺内、肺外因素导致的急性弥漫性肺损伤和进而发展的急性呼吸衰竭。发病机制主要为肺毛细血管内皮细胞和肺泡上皮细胞损伤，造成肺毛细血管通透性增高、肺水肿及透明膜形成，引起肺容积减少、肺顺应性降低、严重的通气/血流比例失调，导致呼吸功能障碍。

4. 慢性阻塞性肺疾病（COPD）

是一组以气流受限为特征的肺部疾病，气流受限呈进行性发展，与气道和肺组织对有害气体或有害颗粒的异常慢性炎症反应有关，与慢性支气管炎和肺气肿密切相关。发病机制主要为各级支气管壁均有炎症细胞浸润，基底部肉芽组织和机化纤维组织增生导致管腔狭窄。

5. 气胸

胸膜腔是不含有空气的密闭潜在性腔隙，一旦胸膜腔内有气体聚集，即称为气胸。气胸可分为自发性气胸和创伤性气胸。自发性气胸常指无创伤及医源性损伤而自行发生的气胸。根据脏胸膜破裂口的情况可将气胸分为闭合性气胸、开放性气胸、张力性气胸。气胸发生后，胸膜腔内压力增高，肺失去膨胀能力，通气功能严重受损，引起严重呼吸困难。

二、病情评估与判断

（一）健康史

1. 询问健康史

询问既往咳、痰、喘等类似发作史与既往疾病。如咳、痰、喘症状与季节有关，可能为肺源性呼吸困难；既往有心脏病史，呼吸困难发作与活动有关，可能是心源性呼吸困难。

2. 起病缓急和时间

（1）突然发作的呼吸困难多见于自发性气胸、肺水肿、支气管哮喘、急性心肌梗死和肺栓塞等。

（2）夜间阵发性呼吸困难以急性左心衰竭所致心源性肺水肿最为常见，COPD 患者夜间可因痰液聚积而引起咳喘，被迫采用端坐体位。

（3）ARDS 患者多在原发病起病后 7 日内，约半数患者在 24 小时内出现呼吸加快，随后呼吸困难呈进行性加重或出现呼吸窘迫。

3. 诱发因素

（1）有过敏原（如鱼、虾、花粉、乳胶、霉菌、动物皮屑等）、运动、冷刺激（吸入冷空气和食用冰激凌）、吸烟、上呼吸道感染等诱因而出现的呼吸困难常提示哮喘或 COPD 急性发作。

（2）有深静脉血栓的高危因素，如骨折、创伤、长期卧床、外科手术、恶性肿瘤等，排除其他原因的呼吸困难可考虑肺栓塞。

（3）在严重感染、创伤、休克和误吸等直接或间接肺损伤后 12~48 小时内出现呼吸困难可考虑 ARDS。

（4）有过度用力或屏气用力史而突然出现的呼吸困难可考虑自发性气胸。

（二）临床表现

1. 呼吸形态的改变

（1）呼吸频率：呼吸频率增快常见于呼吸系统疾病、心血管疾病、贫血、发热等，呼吸频率减慢多见于急性镇静催眠药中毒、CO 中毒等。

（2）呼吸深度：呼吸加深见于糖尿病及尿毒症酸中毒，呼吸中枢受刺激，出现深而慢的呼吸，称为酸中毒深大呼吸或 Kussmaul 呼吸。呼吸变浅见于肺气肿、呼吸肌麻痹及镇静剂过量等。呼吸浅快，常见于癔症发作。

（3）呼吸节律：常见的呼吸节律异常可表现为 Cheyne-Stokes 呼吸（潮式呼吸）或 Biot 呼吸（间停呼吸），是呼吸中枢兴奋性降低的表现，反映病情严重。Cheyne-Stokes 呼吸见于中枢神经系统疾病和脑部血液循环障碍，如脑动脉硬化、心力衰竭、颅内压增高以及糖尿病昏迷和尿毒症等。Biot 呼吸偶见于脑膜炎、中暑、颅脑外伤等。

2. 主要症状与伴随症状

引起呼吸困难的原发病不同，其主要症状与伴随症状也各异。当患者有不能解释的呼吸困难、胸痛、咳嗽，同时存在深静脉血栓的高危因素，应高度怀疑急性肺栓塞的可能。既往曾诊断哮喘或有类似症状反复发作，突然出现喘息、胸闷，伴有哮鸣的呼气性呼吸困难可考虑支气管哮喘急性发作。急性起病，呼吸困难和（或）呼吸窘迫，顽固性低氧血症，常规给氧方法不能缓解，出现非心源性肺水肿可考虑为 ARDS。呼吸困难伴有突发一侧胸痛（每次呼吸时都会伴随疼痛），呈针刺样或刀割样疼痛，有时向患侧肩部放射常提示气胸。

3. 体征

可通过观察患者的胸廓外形及呼吸肌活动情况、有无"三凹征"和颈静脉充盈，叩诊胸廓和听诊呼吸音等评估呼吸困难患者的体征。肺栓塞患者可有颈静脉充盈，肺部可闻及局部湿啰音及哮鸣音，肺动脉瓣区第二心音亢进或分裂，严重时血压下降甚至休克。支气管哮喘急性发作时胸部呈过度充气状态，吸气性三凹征，双肺可闻及广泛的呼气相哮鸣音，但非常严重的哮喘发作可无哮鸣音（静寂胸）。呼吸浅快，桶状胸，叩诊呈过清音，辅助呼吸肌参与呼吸运动甚至出现胸腹矛盾运动常见于 COPD。患侧胸廓饱满，叩诊呈鼓音，听诊呼吸音减弱或消失应考虑气胸。

（三）辅助检查

1. 血氧饱和度监测

了解患者缺氧情况。

2. 动脉血气分析

是呼吸困难最常用的检查，了解氧分压、CO_2 分压的高低以及 pH 等，从而判断是否存在呼吸衰竭，呼吸衰竭的类型以及是否有酸中毒，酸中毒的类型等情况。

3. 胸部 X 线或 CT 检查

了解肺部病变程度和范围，明确是否存在感染、占位性病变、气胸等情况。

4. 心电图检查

初步了解心脏情况，除心肌梗死和心律失常外，对诊断肺栓塞有参考意义。

5. 血常规检查

了解是否存在感染、贫血以及严重程度。

6. 特殊检查

如病情允许可做下列检查。①肺动脉造影：确诊或排除肺血栓栓塞症。②肺功能检查：可进一步明确呼吸困难类型。

（四）病情严重程度评估与判断

可以通过评估患者的心率、血压、血氧饱和度、意识以及患者的呼吸形态、异常呼吸音、体位、讲话方式、皮肤颜色等，初步判断患者呼吸困难的严重程度。

1. 讲话方式

患者一口气不间断地说出话语的长度是反映呼吸困难严重程度的一个指标。能说完整的语句表示轻度或无呼吸困难，说短语为中度呼吸困难，仅能说单词常为重度呼吸困难。

2. 体位

体位也可以提示呼吸困难的程度。可平卧为没有或为轻度呼吸困难，可平卧但愿取端坐位常为中度呼吸困难，无法平卧可能为严重呼吸困难。

3. 气胸威胁生命的征象

气胸的患者如出现下列中任何一项，即为威胁生命的征象：张力性气胸、急剧的呼吸困难、低血压、心动过速、气管移位。

4. 急性肺血栓栓塞症病情危险程度

（1）低危 PTE（非大面积）：血流动力学稳定，无右心室功能不全和心肌损伤，临床病死率<1%。

（2）中危 PTE（次大面积）：血流动力学稳定，但出现右心室功能不全及（或）心肌损伤，临床病死率为 3%~5%。

（3）高危 PTE（大面积）：以休克和低血压为主要表现，即体循环动脉收缩压<90 mmHg 或较基础值下降幅度≥40 mmHg，持续 15 分钟以上，临床病死率>15%。

5. 哮喘急性发作时病情严重程度的分级

见表 2-1。

表 2-1　哮喘急性发作时病情严重程度的分级

临床特点	轻度	中度	重度	危重
气短	步行、上楼时	稍事活动	休息时	
体位	可平卧	喜坐位	端坐呼吸	
讲话方式	连续成句	常有中断	单字	不能讲话
精神状态	可有焦虑/尚安静	时有焦虑或烦躁	常有焦虑、烦躁	嗜睡、意识模糊
出汗	无	有	大汗淋漓	
呼吸频率	轻度增加	增加	常>30 次/分	
辅助呼吸肌活动及三凹征	常无	可有	常有	胸腹矛盾运动
哮鸣音	散在，呼吸末期	响亮、弥漫	响亮、弥漫	减低乃至无
脉率	<100 次/分	100~120 次/分	>120 次/分	脉率变慢或不规则
奇脉（深吸气时收缩压下降）	无，<10 mmHg	可有，10~25 mmHg	常有，>25 mmHg	无
使用 β_2 激动剂后 PEF 占预计值或个人最佳值	>80%	60%~80%	<60%或绝对值<100 L/min 或作用持续时间<2 小时	
PaO_2（吸空气）	正常	≥60 mmHg	<60 mmHg	<60 mmHg
$PaCO_2$（吸空气）	<45 mmHg	≤45 mmHg	>45 mmHg	>45 mmHg
SaO_2	>95%	91%~95%	≤90%	≤90%
pH			可降低	降低

6. ARDS 的诊断标准

根据 ARDS 柏林定义，满足以下 4 项条件方可诊断 ARDS：①明确诱因下 1 周内出现的急性或进展性呼吸困难；②胸部 X 线/CT 检查显示双肺浸润影，不能完全用胸腔积液、肺叶不张和肺不张/肺结节解释；③呼吸衰竭不能完全用心衰或液体超负荷来解释；如无危险因素，需用超声心动图等客观检查来评价心源性肺水肿；④低氧血症。根据 PaO_2/FiO_2 确立 ARDS 诊断，并将其分为轻度、中度、重度。轻度：$200 < PaO_2/FiO_2 \leq 300$，且 PEEP 或 $CPAP \geq 0.49$ kPa；中度：$100 < PaO_2/FiO_2 \leq 200$，且 PEEP 或 $CPAP \geq 0.49$ kPa；重度：$PaO_2/FiO_2 \leq 100$，且 $PEEP \geq 0.49$ kPa。需要注意的是如果所在地海拔 > 1000 m，PaO_2/FiO_2 值需用公式校正，校正后 $PaO_2/FiO_2 = PaO_2/FiO_2 \times$（当地大气压值/760）。

7. 心源性肺水肿与 ARDS 的鉴别要点

见表 2-2。

表 2-2　心源性肺水肿与 ARDS 的鉴别要点

项目	急性心源性肺水肿	ARDS
健康史	年龄一般 >60 岁 心血管疾病史	年龄一般 <60 岁 感染、创伤等病史
体征	颈静脉充盈、怒张	颈静脉塌陷
	左心增大，心尖抬举	脉搏洪大
	可闻及第三、第四心音	心率增快
	下肢水肿	无水肿
	双下肺湿啰音多，实变体征不明显，不能平卧	湿啰音，不固定，后期实变体征较明显，能平卧
心电图	动态 ST-T 变化，心律失常，左室肥厚	窦性心动过速，非特异性 ST-T 改变
胸部 X 线	心脏增大	心脏大小正常
	向心性分布阴影，肺门增大	外周分布浸润阴影
	支气管周围血管充血间隔线，胸腔积液	支气管充气征常见
治疗反应	对强心、利尿和扩血管等治疗反应较好	对强心、利尿和扩血管等治疗反应差
肺毛细血管楔压	>18 mmHg	≤18 mmHg

三、救治与护理

（一）救治原则

呼吸困难的救治原则是保持呼吸道通畅，纠正缺氧和（或）CO_2 潴留，纠正酸碱平衡失调，为基础疾病及诱发因素的治疗争取时间，最终改善呼吸困难取决于病因治疗。

（二）护理措施

1. 即刻护理措施

任何原因引起的呼吸困难均应以抢救生命为首要原则。①保持呼吸道通畅。②氧疗：鼻导管、面罩或鼻罩给氧。COPD 伴有 CO_2 潴留和肺栓塞合并通气功能障碍时应先低流量给氧。哮喘急性发作时，可先经鼻导管给氧，如果缺氧严重，应经面罩或鼻罩给氧。ARDS 患者一般高浓度给氧，尽快提高氧分压。③建立静脉通道，保证及时给药。④心电监护：监测心率、心律、血压、呼吸和血氧饱和度。⑤准确留取血标本：采血查动脉血气、D-二聚体、血常规等。⑥取舒适体位：嘱患者安静，取半坐卧位或端坐卧位，昏迷或休克患者取平卧位，头偏向一侧。⑦备好急救物品：如患者呼吸困难严重，随时做好气管插管或气管切开、机械通气的准备与配合工作，备好吸引器等抢救物品和抢救药品。⑧做好隔离措施：对可疑呼吸道传染性疾病，应注意做好隔离与防护，防止交叉感染。

2. 用药护理

遵医嘱及时准确给予各种药物。

（1）控制感染。呼吸困难伴有呼吸道和肺部感染时，遵医嘱应用抗生素，注意观察有无药物过敏反应。

（2）解痉、平喘。①β_2 受体激动药（如沙丁胺醇、特布他林和非诺特罗）。β_2 受体激动药可舒张支气管平滑肌，是控制哮喘急性发作的首选药物。哮喘急性发作时因气道阻塞影响口服吸入法治疗的效果，可经皮下或静脉途径紧急给药。应用时注意观察患者有无头痛、头晕、心悸、手指颤抖等不良反应。②茶碱类。具有舒张支气管平滑肌作用，以及强心、利尿、扩张冠状动脉、兴奋呼吸中枢和呼吸肌作用。静脉滴注时浓度不宜过高，注射速度不宜超过 0.25 mg/（kg·min），以免引起心动过速、心律失常、血压下降甚至突然死亡等中毒反应。③糖皮质激素。糖皮质激素是控制哮喘发作最有效的药物，可分为吸入、口服和静脉用药，重度或严重哮喘发作时应及早遵医嘱应用激素。④肾上腺素。支气管哮喘发作紧急状态下时，可遵医嘱给予 0.1% 肾上腺素 0.3～0.5 mL 皮下注射，以迅速解除支气管痉挛。

（3）维持呼吸。呼吸兴奋剂可应用于 CO_2 潴留并有呼吸中枢抑制的患者，如不能改善缺氧状态，应做好人工机械通气的准备。应用呼吸兴奋剂时，应保持呼吸道通畅，适当提高吸氧浓度，静脉滴注时速度不宜过快，注意观察呼吸频率、节律，以及患者神志变化，监测动脉血气。

（4）维持血压。肺栓塞、气胸的患者，往往会有血流动力学的改变，出现心率加快、血压下降甚至休克，应遵医嘱及时给予多巴胺或多巴酚丁胺等血管活性药物治疗心力衰竭、休克，维持体循环和肺循环稳定。

（5）止痛。剧烈胸痛影响呼吸功能时，遵医嘱应用止痛药物。

（6）纠正酸中毒。严重缺氧可引起代谢性酸中毒，遵医嘱静脉滴注 5% 碳酸氢钠。

3. 病情观察

（1）监测生命体征和呼吸功能：注意监测心率、心律、血压的变化，以及有无血流动力学障碍。观察呼吸频率、深度和节律改变，注意监测血氧饱和度和动脉血气情况。

（2）观察氧疗效果：氧疗过程中，应注意观察氧疗效果。如吸氧后呼吸困难缓解、发绀减轻、心率减慢，提示氧疗有效；如意识障碍加深或呼吸过度表浅、缓慢，可能为 CO_2 潴留加重。应定期按医嘱复查动脉血气，根据动脉血气分析结果和患者的临床表现，及时遵医嘱调整氧流量或呼吸机参数设置，保证氧疗效果。

4. 肺栓塞护理

如果呼吸困难是由于肺栓塞引起，除上述护理外，还应给予如下护理。

（1）镇静。绝对卧床休息，保持安静，防止活动使其他静脉血栓脱落。

（2）胸痛护理。观察胸痛的部位、诱发因素、疼痛严重程度，必要时遵医嘱给予止痛药物。

（3）溶栓治疗的护理。①保证静脉通道畅通。②用药护理。溶栓和抗凝治疗的主要药物不良反应为出血。应密切观察患者有无出血倾向，如牙龈、皮肤黏膜、穿刺部位等。观察患者有无头痛、呕吐、神志改变等脑出血症状。动、静脉穿刺时，要尽量选用小号针头，穿刺后要充分压迫止血，放松压迫后要观察是否继续出现皮下渗血。③溶栓后护理。按医嘱抽血查出凝血时间、动脉血气，描记心电图，以判断溶栓效果及病情变化。

（4）其他处理。做好外科手术和介入治疗的准备。

5. 支气管哮喘急性发作护理

如果呼吸困难是由于哮喘急性发作所引起，应尽快配合采取措施缓解气道阻塞，纠正低氧血症，恢复肺功能，预防哮喘进一步恶化或再次发作，防治并发症。遵医嘱给予 β_2 受体激动药、氨茶碱、抗胆碱药、糖皮质激素等，解除支气管痉挛。维持水、电解质与酸碱平衡，注意补充液体，纠正因哮喘持续发作时张口呼吸、出汗、进食少等原因引起的脱水，避免痰液黏稠导致气道堵塞。部分患者可因反复应用 β_2 受体激动药和大量出汗而出现低钾、低钠等电解质紊乱，应及时按医嘱予以纠正。并发呼吸衰竭者，遵医嘱给予鼻（面）罩等无创伤性辅助通气。若无效，做好有创机械通气治疗的准备与配合，对黏液及痰栓阻塞气道的患者必要时可行支气管肺泡灌洗术。

6. ARDS 护理

（1）氧疗护理。确定给氧浓度的原则是在保证 PaO_2 迅速提高到 60 mmHg 或 SpO_2 达90%以上的前提下，尽量降低给氧浓度。ARDS 患者轻者可用面罩给氧，多数患者需使用机械通气。

保护性机械通气是治疗 ARDS 的主要方法，其中最重要的是应用 PEEP 和小潮气量治疗。采用小潮气量，旨在控制吸气平台压，防止肺泡过度扩张。应用 PEEP 时应注意：①对血容量不足的患者，应补充足够的血容量以代偿回心血量的不足，但又不能过量，以免加重肺水肿；②PEEP 一般从低水平开始应用，逐渐增加至合适水平，使 PaO_2 维持在>60 mmHg而 FiO_2<0.6；③使用 PEEP 时，应注意观察避免气压伤的发生；④有条件者采用密闭式吸痰方法，尽量避免中断 PEEP。

（2）控制液体量。注意控制 ARDS 患者液体摄入量，出入量宜维持负平衡（-500 mL左右）。

（3）积极配合治疗原发病。如按医嘱控制感染、固定骨折、纠正休克等。

（4）营养支持。由于 ARDS 时机体常处于高代谢状态，应按医嘱补充足够的营养，应提倡全胃肠营养。

（5）防治并发症。注意观察感染等并发症，如发热、咳嗽、咳黄绿色痰液等，应根据医嘱留取各种痰液标本。

7. 慢性阻塞性肺疾病急性发作护理

在控制性氧疗、抗感染、祛痰、止咳、松弛支气管平滑肌等治疗措施的基础之上，协助患者咳嗽、咳痰，必要时给予吸痰，保持呼吸道通畅。

8. 气胸护理

积极配合给予排除胸腔气体，闭合漏口，促进患肺复张，减轻呼吸困难，改善缺氧症状等急救措施。

（1）胸腔穿刺抽气。张力性气胸患者如病情危重，应做好配合紧急穿刺排气的准备。

在患侧锁骨中线第2或第3肋间用16~18号粗针头刺入排气，每次抽气不宜超过1 000 mL。

（2）胸腔闭式引流。目的是排出气体，促使肺膨胀。患者在胸腔闭式引流时，护理上应注意：①连接好胸腔闭式引流装置；②搬动患者时，应夹闭引流管，并妥善固定；③更换引流装置时需夹闭引流管，注意无菌操作；④引流过程中注意观察引流是否通畅，穿刺口有无渗血，渗血多时，及时报告医生，随时给予更换敷料等处理；⑤鼓励患者咳嗽、深呼吸，促进胸腔内气体排出。

（3）手术准备。若胸腔引流管内持续不断逸出大量气体，呼吸困难未改善，提示可能有肺和支气管的严重损伤，应做好手术探查修补裂口的准备。

（4）并发症的护理。①复张后肺水肿处理。复张后肺水肿多发生于抽气过多或过快时，表现为胸闷、咳嗽、呼吸困难无缓解，严重者可有大量白色泡沫痰或泡沫血痰。处理包括停止抽气，患者取半卧位，吸氧、应用利尿药等。②皮下气肿和纵隔气肿。皮下气肿一般不需要特殊处理往往能自行吸收，但需注意预防感染。吸入高浓度氧可促进皮下气肿的吸收消散。纵隔气肿张力过高，必要时需做锁骨上窝切开或穿刺排气处理。

9. 心理护理

呼吸困难患者因为突然发病，几乎都存在恐惧心理，应关注患者的神情变化，给予恰当的病情告知、安慰与心理支持，使其尽可能消除恐惧，保持情绪平稳，有良好的遵医行为。

10. 转运护理

急诊处理后需手术或住院的患者，应做好转运的准备工作。根据病情，准备氧气、监护仪、简易呼吸器、除颤仪等必要的转运抢救设施，安排相应的工作人员护送至手术室或病房，保证转运途中安全。

（段丽娜）

第二节　窒　息

窒息是指气流进入肺脏受阻或吸入气体缺氧导致的衰竭或呼吸停止状态。一旦发生窒息，可迅速危及生命，应立即采取相应措施，查明原因，积极进行抢救。本节主要讨论气道阻塞引起的窒息。

一、病因与发病机制

引起窒息的原因各异，但其发病机制都是由于机体的通气受限或吸入气体缺氧导致肺的通气与换气功能障碍，引起全身组织与器官缺氧、CO_2 潴留进而导致组织细胞代谢障碍、酸碱失衡、功能紊乱甚至衰竭而死亡。根据病因可分为：①气道阻塞性窒息，分泌物或异物部分或完全堵塞气道致通气障碍所引起的窒息；②中毒性窒息，如 CO 中毒，大量的 CO 经呼吸道进入血液，与血红蛋白结合形成碳氧血红蛋白，阻碍氧与血红蛋白的结合及解离，引起组织缺氧造成的窒息；③病理性窒息，包括肺炎与淹溺等所致的呼吸面积丧失，以及脑循环障碍引起的中枢性呼吸停止，主要表现为 CO_2 和其他酸性代谢产物蓄积引起的刺激症状与缺氧导致的中枢神经麻痹症状交织在一起。

二、病情评估与判断

1. 气道阻塞的原因判断

通过询问健康史，血气分析、胸部 X 线平片、纤维支气管镜等检查，可分别判断不同原因引起的窒息。

2. 临床表现

气道阻塞的患者常呈吸气性呼吸困难，出现"四凹征"（胸骨上窝、锁骨上窝、肋间隙及剑突下软组织）。根据气道是否被完全阻塞可分为以下两种。

（1）气道不完全阻塞：患者张口瞪目，有咳嗽、喘气或咳嗽微弱无力，呼吸困难，烦躁不安。皮肤、甲床和口腔黏膜、面色青紫。

（2）气道完全阻塞：患者面色灰黯青紫，不能说话及呼吸，很快意识丧失，呼吸停止。如不紧急解除窒息，将迅速导致死亡。

3. 气道阻塞引起窒息的严重程度分级

Ⅰ度：安静时无呼吸困难，当活动时出现轻度的呼吸困难，可有轻度的吸气性喉喘鸣及胸廓周围软组织凹陷。

Ⅱ度：安静时有轻度呼吸困难，吸气性喉喘鸣及胸廓周围软组织凹陷，活动时加重，但不影响睡眠和进食，无烦躁不安等缺氧症状，脉搏尚正常。

Ⅲ度：呼吸困难明显，喉喘鸣声较响亮，吸气性胸廓周围软组织凹陷显著，并出现缺氧症状，如烦躁不安、不易入睡、不愿进食、脉搏加快等。

Ⅳ度：呼吸极度困难。患者坐立不安、手足乱动、出冷汗、面色苍白或发绀、心律不齐、脉搏细速、昏迷、大小便失禁等。若不及时抢救，则可因窒息导致呼吸心搏骤停而死亡。

三、救治与护理

（一）救治原则

当窒息发生时，保持呼吸道通畅是关键，其次是采取病因治疗。对于气道不完全阻塞的患者，应查明原因，采取病因治疗和对症治疗，尽早解除气道阻塞。对于气道完全阻塞的患者，应立即解除窒息或做好气管插管、气管切开或紧急情况下环甲膜穿刺的准备。

（二）护理措施

1. 即刻护理措施

（1）迅速解除窒息因素，保持呼吸道通畅。

（2）给予高流量吸氧，使血氧饱和度恢复 94% 以上，必要时建立或重新建立人工气道，给予人工呼吸支持或机械通气。

（3）建立静脉通道，遵医嘱给予药物治疗。

（4）监测生命体征：给予心电、血压、呼吸、血氧饱和度监护，遵医嘱采动脉血做血气分析。

（5）备好急救物品：如吸引器、呼吸机、气管插管、喉镜等开放气道用物。

2. 根据窒息的严重程度，配合给予相应的救治与护理

（1）Ⅰ度：查明病因并进行针对性治疗，如由炎症引起，按医嘱应用抗生素及糖皮质

激素控制炎症。若由分泌物或异物所致，尽快清除分泌物或取出异物。

（2）Ⅱ度：针对病因治疗，多可解除喉阻塞。

（3）Ⅲ度：严密观察呼吸变化，按医嘱同时进行对症治疗及病因治疗。经保守治疗未见好转、窒息时间较长、全身情况较差者，应及早做好配合气管插管或气管切开的准备。

（4）Ⅳ度：需立即行气管插管、气管切开或环甲膜穿刺术，应及时做好吸痰、吸氧及其相关准备与配合工作。

应注意的是：气管阻塞或气道异物引起的窒息，如条件允许，即使Ⅲ度、Ⅳ度呼吸困难，也可把握好时机，有效清理呼吸道或将异物取出后即可缓解呼吸困难，而不必首先行气管插管或气管切开术。

3. 气道异物护理

气道异物有危及生命的可能，应尽早配合取出异物，以保持呼吸道通畅，防止窒息及其他并发症的发生。可使用 Heimlich 手法排除异物或经内镜（直接喉镜、支气管镜、纤维支气管镜）取出异物。如确实难以取出的异物，应做好开胸手术、气管切开的准备。对有明显气道阻塞的患者，紧急情况下可用粗针或剪刀行环甲膜穿刺术或切开术，以开放气道。

4. 喉阻塞护理

喉阻塞患者的护理重点是保持呼吸道通畅。对舌后坠及喉阻塞者，可使用口咽通气管开放气道。如为气管狭窄、下呼吸道梗阻所致的窒息，应立即做好施行气管插管或气管切开术的准备，必要时准备配合给予机械辅助通气。

5. 大咯血窒息时的紧急处理

如为肺部疾病所致大咯血，有窒息前兆症状时，应立即将患者取头低足高 45°的俯卧位，头偏向一侧，轻拍背部以利引流；及时吸出口腔内的血块，畅通呼吸道；在解除气道阻塞后按医嘱给予吸氧等措施，改善缺氧。

6. 严密观察病情变化

随时注意患者呼吸、咳嗽及全身情况，如患者窒息后呼吸急促、口唇发绀、烦躁不安等症状仍不能改善或逐渐加重，应准备继续进行抢救。

7. 术前护理

必要时，做好经纤维支气管镜或喉镜取异物的术前准备工作。

8. 心理护理

嘱患者安静休息，避免剧烈活动，对精神紧张的患者，做好解释和安慰工作。

（郭　盈）

第三节　急性胸痛

胸痛是指胸前区的不适感，包括胸部闷痛、刺痛、烧灼感、紧缩感或压榨感等，有时可放射至面颊、下颌部、咽颈部、肩部、后背部、上肢或上腹部，表现为酸胀、麻木或沉重感等，常伴有精神紧张、焦虑、恐惧感，是急诊科常见的症状之一。胸痛的病因复杂各异，且危险性存在较大的差别。急性胸痛是一些致命性疾病的主要临床表现，如急性冠状动脉综合征、主动脉夹层、急性肺栓塞等。目前，"胸痛中心"是一种新型的医疗模式，通过院内多学科及院内外急救医疗服务体系信息共享和流程优化，使急性胸痛患者得到快速诊断和及时治疗，病死率降低，临床预后得到改善。

一、病因与发病机制

胸痛的病因涵盖各个系统，有多种分类方法，其中，从急诊处理和临床实用角度，可将胸痛分为致命性胸痛和非致命性胸痛两大类。致命性胸痛又可分为心源性胸痛和非心源性胸痛，其中急性冠脉综合征、主动脉夹层和急性肺栓塞属于致命性胸痛。

急性冠脉综合征（ACS）是以冠状动脉粥样硬化斑块破溃，继发完全或不完全闭塞性血栓形成病理基础的一组临床综合征，包括不稳定型心绞痛（UA）、非ST段抬高型心肌梗死（NSTEMI）和ST段抬高型心肌梗死（STEMI），前两者又称非ST段抬高型急性冠脉综合征（NSTE-ACS）。其中，斑块破溃若形成微栓子或不完全血栓，可诱发UA或NSTEMI；若形成完全性血栓，可诱发STEMI。这些综合征均可导致心搏骤停和死亡，因此早期识别和快速反应至关重要。

主动脉夹层（AD）是指主动脉内的血液经内膜撕裂口流入囊样变性的主动脉中层，形成夹层血肿，并随血流压力的驱动，沿主动脉壁纵轴延伸剥离导致的严重心血管急症。由于机械压迫、刺激和损伤导致突发撕裂样的胸部疼痛。约有半数主动脉夹层由高血压引起，其他病因包括遗传性血管病变如马方综合征、血管炎性疾病如Takayasu动脉炎、医源性因素如导管介入诊疗术、主动脉粥样硬化斑块内膜破溃以及健康女性妊娠晚期等。

急性肺栓塞引起的胸痛与低氧血症、冠状动脉灌注减少、肺动脉高压时的机械扩张和波及壁胸膜有关。

由于心、肺、大血管以及食管的传入神经进入同一个胸背神经节，通过这些内脏神经纤维，不同脏器疼痛会产生类似的胸痛表现。此外，内脏病变除产生局部疼痛外，尚可产生牵涉痛，其发生机制是由于内脏器官的痛觉纤维与来自皮肤的感觉纤维在脊髓后角终止于同一神经元上，通过脊髓丘脑束传入大脑，大脑皮质把来自内脏的痛觉误感觉为相应体表的痛觉。

二、病情评估与判断

1. 评估与判断流程

急诊接诊急性胸痛患者时，首要任务是迅速评估患者生命体征，简要收集临床病史，判断是否有危及生命的表现，如生命体征异常、面色苍白、出汗、发绀、呼吸困难等，以决定是否需要立即对患者实施抢救。然后详细询问病史中疼痛及放射的部位、性质、持续时间、影响因素、伴发症状等，配合体格检查和辅助检查，进行综合分析与判断。需要强调的是，急诊护士面对每一例胸痛患者，均需优先排查致命性胸痛。

2. 临床表现

（1）起病：ACS胸痛多在10分钟内发展到高峰，而主动脉夹层是突然起病，发病时疼痛最严重。

（2）部位：心绞痛或心肌梗死的疼痛常位于胸骨后或心前区，向左肩和左臂内侧放射，也可向左颈或面颊部放射而被误诊为牙痛。主动脉夹层随夹层血肿的扩展，疼痛可由近心端向远心端蔓延，升主动脉夹层疼痛可向前胸、颈、喉放射，降主动脉夹层疼痛可向肩胛间、背、腹、腰或下肢放射。急性肺栓塞、气胸常呈剧烈的患侧胸痛。

（3）性质：疼痛的性质多种多样，程度可呈剧烈痛、轻微痛或隐痛。典型的心绞痛和心肌梗死呈压榨样痛并伴有压迫窒息感，而非典型疼痛表现为"胀痛"或"消化不良"等非特异性不适。主动脉夹层为骤然发生的前后移行性撕裂样剧痛。急性肺栓塞有胸膜炎性胸痛或心绞痛样疼痛。

（4）持续时间及影响因素：心绞痛一般持续 2~10 分钟，休息或含服硝酸甘油后 3~5 分钟内缓解，诱因包括劳累、运动、饱餐、寒冷、情绪激动等。不稳定型心绞痛还可在患者活动耐量下降或静息状态下发作，胸痛持续时间延长，程度加重，发作频率增加。心肌梗死的胸痛持续时间常大于 30 分钟，硝酸甘油无法有效缓解。呼吸时加重的胸痛多见于肺、心包或肌肉骨骼疾患。与进食关系密切的胸痛多见于食管疾病。

（5）伴发症状：胸痛伴有血流动力学异常，如大汗、颈静脉怒张、血压下降或休克时，多见于致命性胸痛。胸痛伴有严重呼吸困难、发绀、烦躁不安提示呼吸系统疾病的可能性较大。恶心、呕吐可为心源性或消化系统疾病所致胸痛患者的伴发症状。

3. 体格检查

ACS 患者可无特异性临床体征，部分表现为面色苍白、皮肤湿冷、发绀、颈静脉怒张、低血压、心脏杂音、肺部啰音等。主动脉夹层累及主动脉根部，可闻及主动脉瓣杂音；夹层破入心包引起心脏压塞可出现贝氏三联征，即颈静脉怒张、脉压减小、心音低钝遥远；夹层压迫锁骨下动脉可造成脉搏短绌、双侧收缩压和（或）脉搏不对称。急性肺栓塞患者最常见的体征是呼吸频率增快，可伴有口唇发绀；血压下降、休克提示大面积肺栓塞；单侧或双侧不对称性下肢肿胀、腓肠肌压痛提示患者合并深静脉血栓形成。

4. 辅助检查

（1）心电图检查：心电图是早期快速识别 ACS 的重要工具，标准 12 导联或 18 导联心电图有助于识别心肌缺血部位、范围和程度。①STEMI 患者典型心电图：至少两个相邻导联 J 点后新出现 ST 段弓背向上抬高，伴或不伴病理性 Q 波、R 波减低；新发的完全左束支传导阻滞；超急性期 T 波改变；②NSTE-ACS 患者典型心电图：同基线心电图比较，至少 2 个相邻导联 ST 段压低≥0.1 mV 或者有 T 波改变，并呈动态变化，少数 UA 患者可无心电图异常表现，上述心电图变化可随心绞痛缓解而完全或部分消失，如果其变化持续 12 小时以上，提示 NSTEMI；③急性肺栓塞患者典型心电图：$S_I Q_{III} T_{III}$ 征，即 I 导联 S 波加深，III 导联出现 Q 波及 T 波倒置。

（2）实验室检查：心肌肌钙蛋白 I/T（cTnI/T）是诊断心肌梗死的特异性高、敏感性好的生物性标志物，高敏肌钙蛋白（hs-cTn）是检测 cTnI/T 的高敏感方法。如不能检测 cTn，肌酸激酶同工酶（CK-MB）检测可作为替代。

多数急性肺栓塞患者血气分析 PaO_2<80 mmHg 伴 $PaCO_2$ 下降。血浆 D-二聚体升高，其敏感性高而特异性差，含量低于 500 μg/L，有重要的排除价值。

（3）超声心动图检查：可定位主动脉夹层内膜裂口，显示真腔、假腔的状态及并发心包积液和主动脉瓣关闭不全的改变等。

（4）CT 血管成像检查：是主动脉夹层和急性肺栓塞的临床首选影像学检查。

（5）肺动脉造影术：是在 CT 检查难以确诊或排除急性肺栓塞诊断时或者患者需要血流动力学监测时应用。

5. ACS 的危险分层

对于 ACS 患者的预后判断和治疗策略选择具有重要价值。

STEMI 高危特征包括：广泛 ST 段抬高、新发左束支传导阻滞、既往有心肌梗死病史、Killip 分级>Ⅱ级、下壁心肌梗死伴左室射血分数≤35%或收缩压<100 mmHg 或心率>100 次/分或前壁导联 ST 段下移≥0.2 mV 或右室导联 V_4R ST 段抬高≥0.1 mV、前壁心肌梗死且至少 2 个导联 ST 段抬高≥0.2 mV。

三、救治与护理

（一）救治原则

急性胸痛的处理原则是首先迅速识别致命性胸痛，给予积极救治，然后针对病因进行治疗。

1. ACS 的救治原则

（1）院前急救：①首先识别并确认缺血性胸痛，获取 12 导联心电图，如果 ST 段抬高，将患者送往能进行心血管再灌注治疗的医院，有条件应提前与医院沟通；②监测生命体征和血氧饱和度，如果血氧饱和度<94%，给予吸氧；③如果发生心搏骤停，立即进行 CPR 和除颤；④对症治疗，如舌下含服或喷雾硝酸甘油，必要时给予吗啡止痛；⑤建立静脉通道；⑥如果考虑给予院前溶栓治疗，应排除禁忌证。

（2）急诊科救治：①救治目标，识别并分诊患者，缓解缺血性胸部不适；预防和治疗 ACS 的急性致命并发症（如心室颤动、无脉性室速、心源性休克、急性心力衰竭等）；②危险分层，根据评估结果，可将患者划分为 STEMI、高危 NSTE-ACS 以及中低危 NSTE-ACS，分别采取不同的救治措施；③早期再灌注治疗，如果 STEMI 患者症状出现时间<12 小时，应直接行经皮冠状动脉介入治疗（PCI），目标时间是从接诊到球囊扩张时间<90 分钟。如果采用静脉溶栓治疗，目标时间是从接诊到进针时间<30 分钟。

2. 急性主动脉夹层的救治原则

积极给予镇静与镇痛治疗，给予控制血压、负性心率与负性心肌收缩力的药物，必要时介入或外科手术治疗。

3. 急性肺栓塞的救治原则

在呼吸、循环支持治疗的基础上，以抗凝治疗为主；对于伴有明显呼吸困难、胸痛、低氧血症的大面积肺栓塞病例，采取溶栓、外科手术取栓或介入导管碎栓治疗。

（二）护理措施

1. 即刻护理措施

急性胸痛在没有明确病因前应给予：①安静卧床休息；②连接心电、血压、呼吸和血氧饱和度监测仪，注意电极位置应避开除颤区域和心电图胸导联位置；③当有低氧血症时，给予鼻导管或面罩吸氧，使血氧饱和度≥94%；④描记 12 导联或 18 导联心电图，动态关注 ST 段变化；⑤建立静脉通道，保持给药途径畅通；⑥按所在部门救治流程采取动脉、静脉血标本，监测血常规、血气分析、心肌损伤标志物、电解质、凝血试验、肝肾功能、D-二聚体等；⑦对 ACS 的急性致命并发症，如心室颤动、无脉性室速等，准备好急救药物和抢救设备；⑧对于 NSTE-ACS 极高危缺血患者，做好紧急行冠状动脉造影（<2 小时）的准备；

⑨如果病情允许，协助患者按医嘱接受 X 线胸片、CT、磁共振成像（MRI）等影像学检查。

2. 胸痛护理

观察胸痛的部位、性质、严重程度，有无放射，以及持续时间、伴随症状、缓解和加重因素。注意疼痛程度的变化，胸痛时表情有无面色苍白、大汗和血流动力学障碍。及时向医师报告患者疼痛变化。根据医嘱使用镇痛药，及时评估止痛的效果。

3. ACS 护理

如胸痛的病因为 ACS，护理如下。

（1）按医嘱应用药物：明确用药剂量、途径、适应证、禁忌证以及简单药物原理。

1）阿司匹林：对于疑似 STEMI 患者，若无阿司匹林过敏史和近期胃肠道出血，应遵医嘱立即让其嚼服阿司匹林 150~300 mg，保证药物吸收效果。

2）硝酸酯类药物：包括硝酸甘油和硝酸异山梨酯。对于阿司匹林无法缓解的胸痛患者，若血流动力学稳定（收缩压高于 90 mmHg 或低于基线值 30 mmHg 以内且心率为 50~100 次/分），每 3~5 分钟让其舌下含服 1 片硝酸甘油，含服时确保舌下黏膜湿润，尽可能取坐位，以免加重低血压反应。若胸痛仍未缓解，及时报告医师，准备给予静脉滴注硝酸甘油，注意定期调整滴注速度，监测血流动力学和临床反应，使血压正常患者平均动脉压下降 10%，高血压患者平均动脉压下降 20%~30%。部分患者用药后可能出现面部潮红、头部胀痛、头晕、心动过速、心悸等不适，应告知患者是由于药物所产生的血管扩张作用所致，并注意密切观察。特别需要注意的是，对于心室前负荷不足的患者应慎用或不用硝酸甘油，这些情况包括：下壁心梗和右室心梗、低血压、心动过缓、心动过速、过去 24~48 小时服用过磷酸二酯酶抑制剂。

3）吗啡：对于经硝酸酯类药物治疗胸痛未缓解的患者，应及时报告医师，准备给予吗啡治疗。吗啡有扩张血管作用，可能有前负荷依赖或 UA/NSTEMI 患者应慎用吗啡，因吗啡可能与其死亡率增高有关。

4）β 受体阻滞剂：排除低血压、心动过缓、心力衰竭的 ACS 患者按医嘱给予 β 受体阻滞剂，降低过快心率和高血压，减轻心肌耗氧。

5）氯吡格雷：具有血小板抑制剂作用，起效快、使用安全。高危 ACS 保守治疗患者或延迟性 PCI 患者在早期辅助治疗中按医嘱给了氯吡格雷可改善预后，尤其适合对阿司匹林过敏的 ACS 高危人群应用。

（2）再灌注心肌的治疗与护理：起病 3~6 小时，最多在 12 小时内，做好使闭塞的冠状动脉再通的准备，使心肌得到再灌注，减小心肌坏死的范围。

1）直接 PCI 治疗的适应证：STEMI 患者。包括：①发病 12 小时内或伴有新出现左束支传导阻滞或伴严重急性心力衰竭或心源性休克（不受发病时间限制）；②发病 12~24 小时具有临床或心电图进行性缺血证据。

2）溶栓后 PCI 治疗的适应证：所有在院前溶栓的患者应及时转运到能进行 PCI 治疗的医院。①溶栓成功后 3~24 小时或溶栓后出现心源性休克或急性严重心力衰竭时，应行冠状动脉造影并对梗死相关血管进行血运重建；②溶栓治疗失败患者；③溶栓成功后若出现再发缺血、血流动力学不稳定以及危及生命的室性心律失常或有再次闭塞证据的患者。

3）PCI 术前护理：协助医师向患者及家属介绍 PCI 目的、方法。按医嘱抽血进行血常规、凝血试验、心肌损伤标志物、肝肾功能等检查，做好手术区域的备皮，备好便携式给氧设施及必要的抢救药品与物品，尽快护送患者到介入导管室。

4）溶栓治疗的护理。如果因各种原因不能进行 PCI 而采用溶栓治疗，应：①评估溶栓治疗的适应证和禁忌证；②按医嘱准确给药，如尿激酶（UK）、链激酶（SK）和重组组织型纤维蛋白溶酶原激活剂（rt-PA）；③监测血压的改变；④按医嘱随时做心电图，及时了解再灌注心律失常和 ST 段的改变；⑤溶栓治疗最严重的并发症是颅内出血，应密切观察患者是否发生严重头痛、视觉障碍、意识障碍等；动、静脉穿刺后要注意延长局部按压时间至不出血为止；⑥按医嘱及时抽取和送检血液标本，及时了解化验和特殊检查结果；⑦注意观察有无药物不良反应，如寒战、发热等过敏反应。

（3）并发症的监测与处理。

1）心律失常的监测与处理：注意观察监护仪及心电图的心率（律），及时识别各种心律失常，并迅速配合医师给予及时处理。

2）心源性休克的监测与处理：密切观察患者的呼吸、血压、心率，以及皮肤颜色、温度及潮湿度等表现。如果患者出现心率持续增快，血压有下降趋势（<90 mmHg），血氧饱和度低于 94%，有皮肤颜色苍白或发绀、四肢湿冷、表情淡漠等症状，应高度警惕发生心源性休克的可能，及时通知医师，配合给予必要的处理。

心源性休克的处理。①补充血容量：估计有血容量不足，按医嘱补充液体，注意按输液计划调节滴速，观察有无呼吸困难、颈静脉充盈、恶心、呕吐、心前区疼痛加重等表现。②及时按医嘱给予药物：如血压低于 90 mmHg 及时给予血管活性药物（如多巴胺）等药物静脉滴注。用药时注意观察血压和输液部位的皮肤，根据医嘱和血压具体情况调节输液速度。需要时，按医嘱采取措施纠正酸中毒及电解质紊乱，保护肾功能。③密切观察病情变化：注意观察药物作用与不良反应，密切观察心率（律）、血压、血氧饱和度、尿量和患者状况，准确记录出入量，及时向医师报告病情变化情况。

3）急性左心衰竭的监测与处理：如患者出现不能平卧、呼吸困难、咳嗽、发绀、烦躁等心力衰竭症状时，立即准备按医嘱采取紧急措施。①体位：将患者置于坐位或半坐位。②保持呼吸道通畅，给予高流量面罩吸氧。③遵医嘱给予各种抢救药物：如静脉注射吗啡，镇静，减轻恐惧感，同时也可降低心率，减轻心脏负荷；应用氨茶碱，解除支气管痉挛，缓解呼吸困难；给予洋地黄制剂，增加心肌收缩力和心排出量；应用硝酸甘油、硝普钠等血管扩张剂静脉滴注，扩张周围血管，减少静脉回心血量；给予呋塞米静脉注射，利尿，减少循环血量。在给药过程中，注意按药物用法给药，血管活性药物一般应用微量泵注入控制输液速度，防止低血压。但对于肺和（或）体循环瘀血者，注意严格控制静脉输液速度，监测液体出入量。④密切观察病情变化，协助完善相关检查：进行心电、血压、血氧饱和度监测，密切观察药物作用及其病情变化。描记 12 导联心电图，留取动脉血气、脑钠肽、血常规、血糖、电解质和心肌损伤标志物等血标本；协助患者接受 X 线胸片、超声检查。

（4）心理护理：ACS 患者突然发病、症状重，加之处于医院的特殊环境，告知的手术风险及医疗费用等因素均会引起紧张、恐惧、焦虑、烦躁，甚至绝望等负面情绪。因此，应重视对患者的心理护理，注意关心体贴患者。抢救过程中适时安慰和鼓励患者，有针对性地告知相关抢救措施，减轻患者的恐惧感，取得患者及家属的配合，积极配合救治，增强对治疗的信心。

（5）健康教育：在救治 ACS 患者的同时，结合患者病情和不同特点对患者和家属实施健康教育和康复指导，强化预防意识，已有 ACS 病史应预防再次梗死和其他心血管不良事件称之为二级预防。

1）改变生活方式。①合理膳食。宜摄入低热量、低脂、低胆固醇、低盐饮食，多食蔬菜、水果和粗纤维食物如芹菜、糙米等，避免暴饮暴食。②适当运动。保持适当的体力活动，以有氧运动为主，注意运动的强度和时间，以不致发生疼痛症状为度。③控制体重。在饮食治疗的基础上，结合运动和行为治疗等控制体重。④戒烟戒酒。

2）避免诱发因素。调整日常生活与工作量，不可过于劳累，避免情绪激动，减轻精神压力，保证充足睡眠。

3）正确应用药物。告知患者用药目的、作用及注意事项，指导患者正确应用抗血小板聚集、抗缺血、抗心律失常、降压降脂降糖等药物，积极治疗冠心病、高血压、高脂血症、糖尿病等基础性疾病。

4）病情自我监测。向患者讲解疾病的知识，包括 ACS 发生的简单过程、诱因、监护意义。教会自测脉率，以及早发现心律失常。告知患者及家属心绞痛发作时的缓解方法，如心绞痛发作比以往频繁，程度加重，疼痛时间延长，应警惕心肌梗死的发生，及时就医。

4. 主动脉夹层的护理

如胸痛的病因是主动脉夹层，护理如下。

（1）按医嘱给予药物治疗。①降压治疗。降压可以减轻或缓解患者胸痛，防止主动脉破裂，争取手术机会。一般静脉持续应用微量泵给予扩血管药物，如硝普钠，同时配合应用 β 受体阻滞药或钙离子拮抗药，将收缩压控制在相应安全水平。用药过程中要密切监测血压变化，避免血压出现骤降或骤升，根据血压变化调节药物剂量，使血压维持在相对稳定和安全的水平。②镇痛治疗。如果患者胸痛剧烈，应及时报告医师，遵医嘱给予吗啡等治疗，观察并记录胸痛缓解情况，密切监测有无心动过缓、低血压和呼吸抑制等不良反应。

（2）密切观察病情变化。严密监测四肢血压和心率（律）的变化，观察胸痛缓解或加重情况；关注辅助检查结果，了解病情严重程度与发展趋势；出现任何异常情况，及时向医师报告。主动脉夹层极易发生夹层破裂而危及生命，应随时做好抢救的准备。

（3）做好介入治疗、手术或转运的准备。按医嘱为患者做好接受介入治疗或住院接受外科手术治疗的准备，按部门要求为转运过程中可能发生的病情变化做好充分的准备。

（李 洁）

第四节 休 克

休克是由于各种严重创伤、失血、感染等导致神经体液因子失调，心排血量及有效循环血容量不足，微循环灌注量明显下降，因而无法维持重要生命脏器的灌流，以致缺血、缺氧、代谢紊乱等引起一系列病理、生理变化的综合征。休克的原因很多，有效循环血容量锐减是其共同特点。

一、分类

休克可根据病因不同分为以下 6 种。

1. 低血容量性休克

包括失血、失液、烧伤、过敏、毒素、炎性渗出等。

2. 创伤性休克

创伤后除血液丢失外，组织损伤大量液体的渗出，毒素的分解释放、吸收，以及神经疼痛因素等，都可导致休克。

3. 感染性休克

多见于严重感染，体内毒素产物吸收等。

4. 心源性休克

多见于急性心肌梗死，严重心肌炎，心律失常等。

5. 过敏性休克

为药物或免疫血清等过敏而引起。

6. 神经源性休克

多见于外伤，骨折和脊髓麻醉过深等。

二、病理机制

各种原因引起的休克虽各有特点，但最终导致的生理功能障碍大致相同，有效循环血容量不足是重要因素，心排血量下降是直接过程，血管床的容积扩大，微循环瘀血，器官功能障碍是最终结果。

1. 休克早期又称缺血性缺氧期

此期实际上是机体的代偿期，微循环受休克动因的刺激，使儿茶酚胺、血管紧张素、加压素、TXA 等体液因子大量释放，导致末梢小动脉、微循环、毛细血管前括约肌、微静脉持续痉挛，使毛细血管前阻力增加，大量真毛细血管关闭，故循环中灌流量急剧减少。上述变化使血液重新分布，以保证心脏等重要脏器的血供，故具有代偿意义。随着病情的发展，某些血管中的微循环动静脉吻合支开放，使部分微循环血液直接进入微静脉（直接通路）以增加回心血量。此期患者表现为精神紧张，烦躁不安，皮肤苍白、多汗，呼吸急促，心率加快，血压正常或偏高，如立即采取有效措施容易恢复，若被忽视，则病情很快恶化。

2. 休克期又称瘀血期或失代偿期

此期小血管持续收缩，组织明显缺氧，经无氧代谢后大量乳酸堆积，毛细血管前括约肌开放，大量血液进入毛细血管网，造成微循环瘀血，血管通透性增强，大量血浆外渗。此外，白细胞在微血管上黏附，微血栓形成，使回心血量明显减少，故血压下降，组织细胞缺氧及血管受损加重。除儿茶酚胺、血管升压素等体液因素外，白三烯（LTS）纤维连接素（Fn）、肿瘤坏死因子（TNF）、白介素（TL）、氧自由基等体液因子均造成细胞损害，也为各种原因引起休克的共同规律，被称为"最后共同通路"。临床表现为表情淡漠，皮肤黏膜发绀，中心静脉压降低，少尿或无尿，及一些脏器功能障碍的症状。

3. 休克晚期又称 DIC 期

此期指在毛细血管瘀血的基础上细胞缺氧更严重，血管内皮损伤后胶原暴露，血小板聚集，促发内凝及外凝系统，在微血管形成广泛的微血栓，细胞经持久缺氧后细胞膜损伤，溶酶体释放，细胞坏死自溶，并因凝血因子的消耗而播散出血。同时，因胰腺、肝、肠缺血后分别产生心肌抑制因子（MDF）、血管抑制物质（VDM）及肠因子等物质，最终导致重要脏器发生严重损伤，功能衰竭，此为休克的不可逆阶段。

三、临床表现

1. 意识和表情

休克早期，脑组织血供尚好，缺氧不严重，神经细胞反应呈兴奋状态，患者常表现为烦躁不安。随着病情的发展，脑细胞缺氧加重，患者表情淡漠，意识模糊，晚期则昏迷。

2. 皮肤和肢端温度

早期因血管收缩口唇苍白，四肢较冷、潮湿。后期因缺氧或瘀血口唇发绀，颈静脉萎缩，甲床充盈变慢。

3. 血压

反映心输出压力和外周血管阻力，不能代表组织的灌流情况。在休克早期，由于外周血管阻力增加，可能有短暂的血压升高现象，此时舒张压升高更为明显，心排血量低，收缩压相对减低，因而脉压减小，这是休克早期较为恒定的血压变化，只有代偿不全时，才出现血压下降。

4. 脉搏

由于血压低，血容量不足，心搏代偿增快，以维持组织灌流，但由于每次心搏出量都较少，这样更加重心肌缺氧，心肌收缩乏力，所以在临床常见脉搏细弱。

5. 呼吸

多由缺氧和代谢性酸中毒引起呼吸浅而快，晚期由于呼吸中枢受抑制，呼吸深而慢甚至不规则。

6. 尿量

早期是肾前性，尿量减少反映血容量不足，肾血灌注不足；后期有肾实质性损害，不但少尿，重者可发生无尿。

以上为各类休克共同的症状和体征，临床上创伤性休克突出的表现有"5P"，即皮肤苍白，冷汗，虚脱，脉搏细弱，呼吸困难。

四、病情评估

评估的目的是根据临床各项资料，及早发现休克的前期表现及病情的变化情况，为休克的早期诊治争取有利时机。

1. 病情判断

（1）病史收集。重点了解休克发生的时间、程度、受伤史、伴随症状，是否进行抗休克治疗，目前的治疗情况等。

（2）实验室检查。需检查以下数据。

1）检查红细胞计数，血红蛋白和血细胞比容，可了解血液稀释或浓缩的程度。

2）检查动脉血气分析和静脉血二氧化碳结合力，帮助了解休克时酸碱代谢变化的过程和严重程度。

3）检查动脉血乳酸含量，反映细胞内缺氧的程度，也是判断休克预后的一个重要指标，正常值为 1.3 mmol/L。

4）检查血浆电解质，有助于判断休克时机体内环境与酸碱平衡是否稳定。

5）检查肝肾功能，有助于了解休克状态下肝肾等重要脏器的功能。

6）检查血小板计数，凝血因子时间与纤维蛋白原以及其他凝血因子等，有助于了解是否有发生 DIC 的倾向。

（3）失血量的估计。可通过以下 3 种方法估计失血量。

1）休克指数：脉率／收缩压，正常值为 0.5 左右。休克指数为 1，失血量约 1 000 mL；指数为 2，失血量约 2 000 mL。

2）收缩压 10.7 kPa（80 mmHg）以下，失血量为 1 500 mL 以上。

3）凡有以下一种情况，失血量约 1 500 mL 以上：①苍白口渴；②颈外静脉塌陷；③快速输入平衡液 1 000 mL，血压不回升；④一侧股骨开放性骨折或骨盆骨折。

（4）休克程度估计。临床上可将休克分为轻、中、重三度（表 2-3）。

表 2-3 休克的程度估计

休克程度	估计出血量（mL）（占全身血容量%）	皮肤温度	肤色	口渴	神志	血压（mmHg）	脉搏（次/分）	血细胞比容	中心静脉压	尿量（mL）
休克前期	760（<15%）	正常	正常	轻	清楚	正常或增高	正常或略快	0.42	正常	正常或略少
轻度休克	1 250（15%~25%）	发凉	苍白	轻	神志清楚，精神紧张	90~100/60~70	100~120	0.38	降低	少尿
中度休克	1 750（25%~35%）	发凉	苍白	口渴	神志尚清楚，表情淡漠	60~90/40~60	>120	0.34	明显降低	5~15
重度休克	2 250（35%~45%）	冷湿	发绀	严重口渴	神志模糊，甚至昏迷	40~60/15~40	>120	<0.3	0	0

（5）休克早期诊断。休克早期表现为：①神志恍惚或清醒而兴奋；②脉搏>100 次／分或异常缓慢；③脉压 2.6~4.0 kPa（<20~30 mmHg）；④换气过度；⑤毛细血管再充盈时间延长；⑥尿量<30 mL/h（成人）；⑦直肠与皮温差 3 ℃以上。若出现以上一项须警惕，两项以上即可诊断。

有明确的受伤史和出血征象的患者出现休克，诊断为休克并不困难。对伤情不重或无明显出血征象者，可采用一看（神志、面色），二摸（脉搏、肢温），三测（血压），四量（尿量）综合分析。

2. 临床观察

（1）神志状态：反映中枢神经系统血流灌注情况，患者神志清楚，反应良好表示循环血量已能满足机体需要。休克早期可表现为兴奋状态，随着休克程度的加重，可转为抑制状态，甚至昏迷。

（2）肢体温度、色泽：肢体温度和色泽能反映体表灌流的情况，四肢温暖，皮肤干燥，轻压指甲或口唇时局部暂时苍白而松压后迅速转为红润，表示外周循环已有改善，黏膜由苍白转为发绀，提示进入严重休克；出现皮下瘀斑及伤口出血，提示 DIC 的可能。

（3）体温不升或偏低：但发生感染性休克时，体温可高达 39 ℃。

（4）脉搏：休克时脉搏细速出现在血压下降之前，是判断早期休克血压下降的可靠依据。

（5）呼吸：浅而快，伴有酸中毒时呼吸深而慢。晚期可出现进行性呼吸困难。

（6）尿量：观察尿量就是观察肾功能的变化，它是反映肾脏毛细血管灌注的有效指标，也是反映内脏血流灌注情况的一个重要指标。早期肾血管收缩，血容量不足，可出现尿量减少；晚期肾实质受损，肾功能不全，少尿加重，甚至出现无尿。

（7）血压与脉压：观察血压的动态变化对判断休克有重要作用。休克早期由于外周血管代偿性收缩，血压可暂时升高或不变，但脉压减小；失代偿时，血压进行性下降。脉压是反映血管痉挛程度的重要指标。脉压减小，说明血管痉挛程度加重；反之，说明血管痉挛开始解除，微循环趋于好转。

五、治疗

由于休克可危及生命，应紧急采取有效的综合抢救措施以改善血管的组织灌流，防止重要器官发生不可逆的损害，必须采取综合疗法，尽早去除病因，及时、合理、正确地选用抗休克药物，以尽快恢复有效循环血量，改善组织灌流，恢复细胞功能。

1. 紧急处理和急救

对心搏、呼吸停止者立即行心肺复苏术。对严重的战时创伤者采取边救治边检查边诊断或先救治后诊断的方式进行抗休克治疗。

（1）尽快建立 2 条以上静脉通道补液和血管活性药。

（2）吸氧，必要时行气管插管和人工呼吸。

（3）监测脉搏、血压、呼吸、中心静脉压、心电等生命体征及测量指标。

（4）对开放性外伤立即行包扎、止血和固定。

（5）镇痛：肌内注射或静脉注射吗啡 5~10 mg，但严重颅脑外伤、呼吸困难、急腹症患者在诊断未明时禁用。

（6）尽快止血：一般表浅血管或四肢血管出血，可能采用压迫止血或止血带方法进行暂时止血，待休克纠正后再行根本性止血；如遇内脏破裂出血，可在快速扩容的同时积极进行手术止血。

（7）采集血标本送检，查血型及交叉配血。

（8）留置导尿管，监测肾功能。

（9）全身检查，以查明伤情，必要时进行胸腔、腹腔穿刺和做床旁 B 超、X 线摄片等辅助检查明确诊断，在血压尚未稳定前严禁搬运患者。

（10）对多发伤原则上按胸、腹、头、四肢顺序进行处置。

（11）确定手术适应证，做必要的术前准备，进行救命性急诊手术，如气管切开、开胸心脏按压、胸腔闭式引流、剖腹止血手术等。

（12）适当的体位，取休克位即头和腿部各抬高 30°，以增加回心血量及减轻呼吸时的负担，要注意保暖。

（13）向患者或陪伴者询问病史和受伤史，做好抢救记录。

2. 液体复苏

（1）复苏原则：休克液体复苏分为 3 个阶段，根据各阶段的病理、生理特点采取不同的复苏原则与方案。

第一阶段为活动性出血期：从受伤到手术止血约 8 小时，此期的重要病理生理特点是急性失血（失液）。治疗主张用平衡盐液和浓缩红细胞复苏，比例为 2.5 ：1，不主张用高渗盐液、全血及过多的胶体溶液复苏，不主张用高渗溶液是因为高渗溶液增加有效循环血容量升高血压是以组织间液、细胞内液降低为代价的，这对组织细胞代谢是不利的，不主张早期用全血及过多的胶体是为了防止一些小分子蛋白质在第二期进入组织间，引起过多的血管外液体扣押，同时对后期恢复不利。如患者大量出血，血红蛋白很低，可增加浓缩红细胞的输注量。

第二阶段为强制性血管外液体扣押期：历时 1~3 日。此期的重要病理生理特点是全身毛细血管通透性增加，大量血管内液体进入组织间，出现全身水肿，体重增加。此期的治疗原则是在心肺功能耐受情况下积极复苏，维持机体足够的有效循环血量。同样此期也不主张输注过多的胶体溶液，特别是清蛋白。此期关键是补充有效循环血量。

第三阶段为血管再充盈期：此期机体功能逐渐恢复，大量组织间液回流入血管内。治疗是减慢输液速度，减少输液量。同时在心肺功能监护下可使用利尿剂。

（2）复苏液体选择：一个理想的战时创伤复苏液体应满足以下 4 个要素：①能快速恢复血浆容量，改善循环灌注和氧供；②有携氧功能；③无明显不良反应，如免疫反应等；④易储存、运输，且价格便宜。

1）晶体液：最常用的是乳酸钠林格液，钠和碳酸氢根的浓度与细胞外液几乎相同，平衡盐溶液和生理盐水等也均为常用。

扩容需考虑 3 个量，即失血量、扩张血管内的容积、丢失的功能细胞外液，第三者必须靠晶体纠正，休克时宜先输入适量的晶体液以降低血液黏稠度，改善微循环。但由于晶体液的缺陷在于它不能较长时间停留在血管内以维持稳定的血容量，输入过多反可导致组织水肿，故应在补充适量晶体液后应补充适量的胶体液如清蛋白、血浆等。

2）胶体液：常用的有 706 羧甲淀粉、中分子右旋糖酐、全血、血浆、清蛋白等，以全血为最好。全血有携氧能力，对失血性休克改善贫血和组织缺氧特别重要。补充血量以维持人体血细胞比容 0.30 左右为理想，但胶体液在血管内只维持数小时，同时用量过大可使组织间液过量丢失，且可发生出血倾向，常因血管通透性增加而引起组织水肿，故胶体输入量一般为 1 500~2 000 mL。中度和重度休克应输一部分全血。右旋糖酐 40 也有扩容，维持血浆渗透压，减少红细胞凝聚及防治 DIC 的作用。但它可干扰血型配合和凝血机制，对肾脏有损害，且可引起变态反应，故不宜大量应用，每日 500~1 000 mL 即可。晶体液和胶体液有各自的优势，也有各自的不足（表 2-4）。

表 2-4 几种复苏液体的优劣

种类	常见液体	适应证	优点	不足
晶体液	乳酸钠林格液，7.5%NaCl 溶液	低血容量休克，脱水，失血性休克	等渗，易储存，价格便宜，小量高效，有增加心肌收缩力作用，作用时间长于生理盐水	输入量多，为失血量的 3 倍，易致血液稀释、水肿、凝血功能障碍，过量使用有高氯血症危险
高渗盐胶体混合液	高渗盐右旋糖酐（HSD）、高渗盐羟乙基淀粉	失血性休克	小量高效，有增加心肌收缩力作用，作用时间长于生理盐水，高渗盐羟乙基淀粉小量高效	过量使用有高氯血症危险，影响凝血功能，有过敏反应，影响配血

种类	常见液体	适应证	优点	不足
胶体液	清蛋白、右旋糖酐、6%羟乙基淀粉、明胶基质液	失血性休克	扩容作用强，1∶1替代血液，作用时间较长	清蛋白过量使用，漏入组织影响组织功能；其他影响凝血功能，有过敏反应，影响配血
血液	全血	出血	携氧	储存，血型，交叉配血，输血反应，感染，免疫原性
代血液	血红蛋白溶液、氟碳代血液	出血	易储存，无血型	仅在实验阶段

（3）液体补充量：常为失血量的 2~4 倍，不能失多少补多少。晶体与胶体比例为 3∶1。中度休克直接输全血 600~800 mL，当血细胞比容低于 0.25 或血红蛋白低于 60 g/L 时应补充全血。

（4）补液速度：原则是先快后慢，第一个 30 分钟输入平衡液 1 500 mL，右旋糖酐 500 mL，如休克缓解可减慢输液速度，如血压不回升，可再快速输注平衡液 1 000 mL，如仍无反应，可输全血 600~800 mL 或用 7.5%盐水 250 mL，其余液体在 6~8 小时内输入。在抢救休克患者时，不仅需要选择合适的液体，还需以适当的速度输入，才能取得满意的效果，然而，快速输液的危险性是引起急性左心衰竭和肺水肿，故必须在输液的同时监测心脏功能，常用的方法是监测中心静脉压（CVP）与血压或肺动脉楔压（PAWP）。

（5）监测方法：临床判断补液量主要靠监测血压、脉搏、尿量、中心静脉压、血细胞比容等。有条件应用 Swan-Ganz 导管行血流动力学监测。循环恢复灌注良好指标为尿量 300 mL/h；收缩压>13.3 kPa（100 mmHg）；脉压>4 kPa（30 mmHg）；中心静脉压为 0.5~1 kPa（5.1~10.2 mmHg）。

3. 抗休克药物的应用

（1）缩血管药物与扩血管药物的应用：缩血管药物可以提高休克患者的血压，以受体兴奋为主的去甲肾上腺素 3 mg 左右或间羟胺（阿拉明）10~20 mg，加在 500 mL 液体内静脉滴注，维持收缩压在 12~13.3 kPa（90~100 mmHg）为宜，如组织灌注明显减少，仅为权宜之计，仅用于血压急剧下降，危及生命时，应尽快输血、输液恢复有效血容量。

扩血管药物可在扩容的基础上扩张血管以增加微循环血容量，常用的有异丙肾上腺素、多巴胺、妥拉唑啉、山莨菪碱、硝普钠等，尤其适用于晚期休克导致心力衰竭的患者。

血管活性药物必须在补足血容量的基础上使用，应正确处理血压与组织灌注流量的关系。血管收缩剂虽可提高血压，保证心脑血流供应，但血管收缩本身又会限制组织灌流，应慎用。血管扩张剂虽使血管扩张，血流进入组织较多，但又会引起血压下降，影响心脑血流供应。在使用时应针对休克过程的特点灵活应用。例如使用适量的间羟胺等既有 α 受体，又有 β 受体作用的血管收缩剂，维持灌流压，同时使用小剂量多巴胺维持心、脑、肾血流量是较为合理而明智的。

（2）肾上腺皮质激素：肾上腺皮质激素可改善微循环，保护亚细胞结构，增强溶酶体膜的稳定性，并有抗心肌抑制因子的作用，严重休克时主张大剂量、早期、静脉、短期使用。常用甲泼尼龙，每次 200~300 mg；地塞米松，每次 10~20 mg；氢化可的松，每次 100~200 mg，隔 4~6 小时静脉注射 1 次。应注意的是大剂量糖皮质激素会使机体抗感染能力下降，延迟伤口愈合，促进应激性溃疡的发生，故应限制用药时间，一般为 48~72 小时，有糖尿病或消化道溃疡出血危险者应慎用。

（3）盐酸纳洛酮：盐酸纳洛酮具有阻断 β 内啡肽的作用，可使休克时血压回升，起到良好的抗休克作用。此外，它还能稳定溶酶体膜，抑制心肌抑制因子，增加心排血量。其主要不良反应为疼痛，一定程度上限制了休克的治疗。

4. 纠正酸中毒和电解质紊乱

酸中毒贯穿于休克的始终，因此，应根据病理生理类型结合持续监测的血气分析，准确掌握酸中毒及电解质的异常情况，采取措施。

（1）代谢性酸中毒：缺碱 $HCO_3^- > 5$ mmol/L 时，常非单纯补液能纠正，应补充碱性药物，常用的药物为碳酸氢钠，乳酸钠和氨丁三醇。

（2）呼吸性酸中毒并发代谢性酸中毒：一般不需要处理，若同时伴有血中标准碳酸盐（SB）和 pH 增高时则需要处理。对气管切开或插管的患者，可延长其外管以增加呼吸道的无效腔，使 PCO_2 增至 4 kPa（30 mmHg）以上以降低呼吸频率。

（3）呼吸性酸中毒：常为通气不足并发症进行性充血性肺不张所致。应及早清理气道以解除呼吸道梗阻，及早行气管切开术，启用人工呼吸器来维持潮气量 12~15 mL/kg，严重时应采用呼气末正压呼吸（PEEP）。

休克时酸中毒主要是乳酸聚积引起的乳酸性酸中毒，故二氧化碳结合力作为判定酸中毒和纠正酸中毒的指标可能更为合理，也可采用碱剩余计算补碱量，计算公式如下。

所需补碱量 =（要求纠正的二氧化碳结合力-实测的二氧化碳结合力）×0.25×体重（kg）
所需补碱量 =（2.3-实测碱剩余值）×0.25×体重（kg）

由于缺氧和代谢性酸中毒，容易引起细胞内失钾，尽管血钾无明显降低，但机体总体仍缺钾，因此应在纠酸的同时补钾。

5. 对症治疗

（1）改善心功能：由于各类休克均有不同程度的心肌损害，除因急性心肌梗死并发休克者外，当中心静脉压和肺动脉楔压升高时可考虑使用洋地黄类强心药，并应注意合理补液，常用药为毛花苷 C 0.2~0.4 mg 加入 25% 葡萄糖注射液 20 mL 内，静脉缓慢推注。

（2）防治 DIC：DIC 以积极治疗原发病为前提，改善微循环，尽早使用抗凝剂以阻止 DIC 的发展，常用的药物为肝素。此药物可阻止凝血因子转变为凝血酶，从而清除血小板的凝集作用，DIC 诊断一经确定，即应尽早使用，用量为 0.5~1 mg/kg，加入 5% 葡萄糖注射液 250 mL 中，静脉滴注，每 4~6 小时 1 次。以凝血时间延长至正常值的 1 倍（即 20~30 分钟）为准。

（3）使用氧自由基清除剂：休克时组织缺氧可产生大量氧自由基（OFR），它作用于细胞膜的类脂，使其过氧化而改变细胞膜的功能，并能使中性白细胞凝聚造成微循环的损害。在休克使用的 OFR 清除剂有：超氧化物歧化酶（SOD），过氧化氢酶（CAT），维生素 C 和维生素 E，谷胱甘肽与硒等。

（4）抗休克裤：它能起到"自身输血"作用，自身回输 750~1 000 mL 的储血，以满足中枢循环重要脏器的血供，同时还有固定骨折、防震，止痛及止血的作用。一般充气维持在

2.7~5.3 kPa（20~40 mmHg）即可，是战时现场休克复苏不可缺少的急救设备。

（5）预防感染：休克期间人体对感染的抵抗力降低，可以发生肠道细菌易位，肠道内的细菌通过肠道细菌屏障进入人体循环引起全身感染等。对严重挤压伤或多处伤，并发胸腹部创者应在抢救开始即早期大剂量应用抗生素，预防损伤部位感染。

六、监护

1. 一般情况监护

观察患者有无烦躁不安，呼吸浅快，皮肤苍白，出冷汗，口渴，头晕，畏寒等休克的早期表现，加强体温、脉搏、呼吸、血压的监护，尤其要重视脉压的变化。

2. 血流动力学监测

（1）心电监测：心电改变显示心脏的即时状态。在心功能正常的情况下，血容量不足及缺氧均会导致心动过速。

（2）中心静脉压（CVP）监测：严重休克患者应及时进行中心静脉压的监测以了解血流动力学状态。中心静脉压正常值为 0.49~1.18 kPa（5~12 cmH_2O），低于 0.49 kPa（5 cmH_2O）时常提示血容量不足；>1.47 kPa（15 cmH_2O）则表示心功能不全，静脉血管床收缩或肺静脉循环阻力增加；>1.96 kPa（20 cmH_2O）时，提示充血性心力衰竭。在战伤休克情况下，应注意中心静脉压和动脉压以及尿量三者的关系，决定血容量补足与否，扩容速度快慢，是否应该利尿。中心静脉压是休克情况下补液或脱水的重要指标。

（3）肺动脉楔压（PAWP）及心排量（CO）监测：肺动脉楔压有助于了解肺静脉、左心房和左心室舒张末期的压力，以此反映肺循环阻力的情况，有效地评价左右心功能，为使用心肌收缩药、血管收缩剂或扩张剂等心血管药物治疗提供依据及判断疗效。肺动脉楔压正常值为 0.8~2 kPa（6~15 mmHg），增高表示肺循环阻力增高。肺水肿时，肺动脉楔压大于 3.99 kPa（30 mmHg）。当肺动脉楔压升高，即使中心静脉压无增高，也应避免输液过多，以防引起肺水肿。

心排血量一般用漂浮导管测试，休克时心排血量通常降低，但在感染性休克有时较正常值增高。

（4）心脏指数监测：心脏指数指每单位体表面积的心排血量可反映休克时周围血管阻力的改变及心脏功能的情况。正常值为 3~3.5 L/（min·m^2）。休克时，心脏指数代偿性下降，提示周围血管阻力增高。

3. 血气分析监测

严重休克由于大量失血，使患者处于缺氧及酸中毒状态，如伴有胸部伤，可以导致呼吸功能紊乱。因此，血气分析监测已成为抢救重伤员不可缺少的监测项目。随着休克加重，会出现低氧血症，低碳酸血症，代谢性酸中毒，可以多种情况复合并发出现，故而需多次反复监测血气分析才能达到治疗的目的。

4. 出凝血机制监测

严重休克时，由于大量出血，大量输液，大量输注库存血，常导致出血不止，凝血困难，出现 DIC，故应随时监测凝血因子时间、纤维蛋白原及纤维蛋白降解产物等，帮助诊断。

5. 肾功能监测

尿量是反映肾灌注情况的指标，同时反映其他血管灌注情况，也是反映补液及应用利尿、脱水药物是否有效的重要指标。休克时，应动态监测尿量、尿比重、血肌酐、血尿素氮、血电解质等，应留置导尿管，动态观察每小时尿量，抗休克时尿量应>20 mL/h。

6. 呼吸功能监测

呼吸功能监测指标包括呼吸的频率、幅度、节律，动脉血气指标等，应动态监测。使用呼吸机者根据动脉血气指标调整呼吸机使用。

7. 微循环灌注的监测

微循环监测指标如下：①体表温度与肛温，正常时两者之间相差 0.5 ℃，休克时增至 1~3 ℃，两者差值越大，预后越差；②红细胞比容，末梢血比中心静脉血的红细胞比容大 3%以上，提示有周围血管收缩，应动态观察其变化幅度；③甲皱微循环，休克时甲皱微循环的变化为小动脉痉挛，毛细血管缺血，甲皱苍白或色黯红。

七、预防

（1）对有可能发生休克的伤病员，应针对病因，采取相应的预防措施。活动性大出血者要确切止血；骨折部位要稳妥固定；软组织损伤应予包扎，防止污染；呼吸道梗阻者需行气管切开；需后送者，应争取发生休克前后送，并选用快速而舒适的运输工具，运送途中注意保暖。

（2）充分做好手术患者的术前准备，包括纠正水与电解质紊乱和低蛋白血症；补足血容量；全面了解内脏功能；选择合适的麻醉方法。

（3）严重感染患者，采用敏感抗生素，静脉滴注，积极清除原发病灶，如引流排脓等。

（姚云慧）

第三章

心血管内科疾病护理

第一节　心肌炎

一、概述

心肌炎是指心肌实质或间质局限性或弥漫性病变，由多种病因所致。小儿时期心肌炎主要由病毒及细菌感染或急性风湿热引起。病情轻重不一，轻者可无症状，重者出现疲乏无力、恶心、呕吐、胸闷、呼吸困难等症状。可因心源性休克或严重心律失常而猝死。按发病原因可分为以下 3 种类型。

1. 感染性心肌炎

由细菌、病毒、真菌、螺旋体和原虫等感染所致。

2. 反应性心肌炎

为变态反应及某些全身性疾病在心肌的反应。

3. 中毒性心肌炎

由药物、毒物反应或中毒而引起的心肌炎性病变。

其中病毒性心肌炎最常见。病毒性心肌炎是指人体感染嗜心性病毒（肠道病毒、黏病毒、腺病毒、巨细胞病毒及麻疹病毒、腮腺炎病毒、乙型脑炎病毒、肝炎病毒等），引起心肌非特异间质性炎症。该炎症可呈局限性或弥漫性，病程可以是急性、亚急性或慢性。急性病毒性心肌炎患者多数可完全恢复正常，很少发生猝死，一些慢性发展的病毒性心肌炎可以演变为心肌病。

目前，全球对病毒性心肌炎发病机制尚未完全明了，但是随着病毒性心肌炎实验动物模型和培养搏动心肌细胞感染柯萨奇 B 组病毒致心肌病变模型的建立，对病毒性心肌炎发生机制的阐明已有了很大的发展。以往认为该病过程有两个阶段：①病毒复制期；②免疫变态反应期。但是近来的研究结果表明，第一阶段除有病毒复制直接损伤心肌外，也有细胞免疫损伤过程。

第一阶段：病毒复制期，该阶段是病毒经血液直接侵犯心肌，病毒直接作用，产生心肌细胞溶解作用。第二阶段：免疫变态反应期，对于大多数病毒性心肌炎（尤其是慢性期者），病毒在该时期内可能已不存在，但心肌仍持续受损。目前认为该期发病机制是通过免疫变态反应，主要是 T 细胞免疫损伤致病。

二、临床表现

病毒性心肌炎的临床症状具有轻重程度差异大、症状表现常缺少特异典型性的特点。约有半数患者在发病前（1~3周）有上呼吸道感染和消化道感染史，但他们的原发病症状常轻重不同，有时症状轻，易被患者忽视，须仔细询问才能被注意到。

（一）症状

1. 心脏受累的症状

可表现为胸闷、心前区隐痛、心悸、气促等。

2. 其他症状

有一些病毒性心肌炎是以一种与心脏有关或无关的症状为主要或首发症状就诊的。

（1）以心律失常为主诉和首发症状就诊者。

（2）少数以突然剧烈的胸痛为主诉，而全身症状很轻，此类情况多见于病毒性心肌炎累及心包或胸膜者。

（3）少数以急性或严重心功能不全症状为主就诊。

（4）少数以身痛、发热、少尿、昏厥等严重全身症状为主，心脏症状不明显而就诊。

（二）体征

1. 心率改变

或表现心率增快，但与体温升高不相称，或表现心率减缓。

2. 心律失常

节律常呈不整齐，期前收缩最为常见，表现为房性或室性期前收缩。其他缓慢性心律失常如房室传导阻滞、病态窦房结综合征也可出现。

3. 心界扩大

病情轻者心脏无扩大，一般可有暂时性扩大，可以恢复。

4. 心音及心脏杂音

心尖区第一心音可有减低或分裂或呈胎心音样。发生心包炎时有心包摩擦音出现。心尖区可闻及收缩期吹风样杂音，为发热、心腔扩大所致；也可闻及心尖部舒张期杂音，为心室腔扩大、相对二尖瓣狭窄所致。

5. 心力衰竭体征

较重病例可出现左侧心力衰竭或右侧心力衰竭的体征，甚至极少数出现心源性休克的一系列体征。

三、治疗

目前病毒性心肌炎尚无特效治疗方法。一般治疗以休息、对症处理为主。本病多数患者经休息和治疗后可以痊愈。

（一）休息

休息对本病的治疗意义是减轻心脏负担，防止心脏扩大、发生心力衰竭和心律失常。即使是已有心脏扩大者，经严格休息一个相当长的时间后，大多数也可使心脏恢复正常。具体做法是：卧床休息，一般卧床休息3个月左右，直至症状消失、心电图正常。如果心脏已扩大或有心功能不全，卧床时间还应延长到半年，直至心脏不能继续缩小、心力衰竭症状消失。其后在严密观察下，逐渐增加活动量。在病毒性心肌炎的恢复期中，应适当限制活动3~6个月。

（二）对症处理

1. 改善心肌营养和代谢

具有改善心肌营养和代谢作用的药物有维生素 C、维生素 B_6、维生素 B_{12}、辅酶 A、肌苷、细胞色素 C、三磷腺苷（ATP）、三磷腺苷（CTP）、辅酶 Q_{10} 等。

2. 调节细胞免疫功能

目前常用的有人白细胞干扰素、胸腺素、免疫核糖核酸等。目前由于各地在这类药物生产中质量、含量的不一致，在使用时需对一些不良反应、变态反应引起注意。中药黄芪已在调节细胞免疫功能方面显示出良好作用。

3. 治疗心律失常和心力衰竭

心肌炎患者对洋地黄类药物耐受性低，敏感性高，用药量需减至常规用药量的 1/2~2/3，以防止发生洋地黄类药物中毒。

4. 治疗重症病毒性心肌炎

重症病毒性心肌炎表现为短期内心脏急剧增大、高热不退、急性心力衰竭、休克，高度房室传导阻滞等。

（1）使用肾上腺皮质激素。肾上腺皮质激素可以抑制抗原抗体，减少变态反应，有利于保护心肌细胞，消除局部的炎症和水肿，挽救生命，安度危险期。但是地塞米松等肾上腺皮质激素对于一般急性病毒感染性疾病属于禁用药。病毒性心肌炎是否可以应用此类激素治疗，意见不一。因为肾上腺皮质激素有抑制干扰素合成、促进病毒繁殖和炎症扩散的作用，有加重病毒性心肌炎心肌损害的可能，所以现在一般认为病毒性心肌炎在急性期，尤其是前2周内，除重症病毒性心肌炎患者外，一般禁用肾上腺皮质激素。

（2）治疗重症病毒性心肌炎高度房室传导阻滞或窦房结损害应首先及时应用人工心脏起搏器度过急性期。

（3）对于重症病毒性心肌炎，特别是并发心力衰竭或心源性休克者，近期有人提出应用 1,6-二磷酸果糖（FDP）5 g 静脉滴注。1,6-二磷酸果糖是糖代谢过程的底物，具有增加能量的作用，有利于心肌细胞能量的代谢。

四、护理问题

（一）活动无耐力

1. 相关因素

（1）头痛、不适。

（2）虚弱、疲劳。

（3）缺乏动机，沮丧。

2. 预期目标

（1）患者活动耐力增加。

（2）患者进行活动时，虚弱、疲劳感减轻或消失。

（3）患者能说出影响其活动耐力的因素。

（4）患者能参与所要求的身体活动。

3. 措施

（1）心肌炎急性期，有并发症者，需卧床休息，待体温、心电图及X线检查恢复正常后逐渐增加活动量。

（2）进行必要的解释和鼓励，解除患者心理紧张和顾虑，使能积极配合治疗和得到充分休息。不要过度限制活动及延长患者卧床休息时间，鼓励患者白日坐在椅子上休息。下床活动前患者要做充分的活动准备，并为患者自理活动提供方便，如抬高床头，使患者便于起身下床。

（3）鼓励采取缓慢的重复性活动，保持肌肉的张力，如上下肢的循环运动等。为患者提供安全的活动场所，把障碍物移开。

（4）合理安排每日的活动计划，在两次活动之间给予休息时间，不要急于求成。若患者在活动后出现心悸、气促、呼吸困难、胸闷、胸痛、心律失常、血压升高、脉搏加快等反应，则应停止活动，并以此作为限制最大活动量的指征。

（二）舒适的改变：心悸、气促

1. 相关因素

（1）心肌损伤。

（2）心律失常。

（3）心功能不全。

2. 预期目标

（1）患者主诉不适感减轻。

（2）患者能够运用有效的方法缓解不适。

3. 措施

（1）心肌炎并发心律失常或心功能不全时应增加卧床时间，协助生活护理，避免劳累。保持室内空气新鲜，呼吸困难者给予吸氧。

（2）遵医嘱给药控制原发疾病，补充心肌营养。

（3）给予高蛋白、高维生素、易消化的低盐饮食，少量多餐。避免刺激性食物。高热者给予营养丰富的流食或半流食。

（4）安慰患者，消除其紧张情绪，鼓励患者保持最佳的心理状态。指导患者使用放松技术，如缓慢地深呼吸、全身肌肉放松等。

（5）戒烟酒。

（三）心排血量减少

1. 相关因素

心肌收缩力减弱。

2. 预期目标

患者保持充足的心排血量，表现为生命体征正常。

3. 措施

（1）尽可能减少或排除增加心脏负荷的原因及诱发因素，如有计划地护理患者，减少不必要的干扰，以保证充足的休息及睡眠时间；嘱患者卧床休息，协助患者满足生活需要；减少用餐时的疲劳，给予易消化、易咀嚼的食物，嘱患者晚餐少吃一点。

（2）为患者提供一个安静、舒适的环境，限制探视，保证患者充分休息。根据病情安置适当的体位。保持室内空气新鲜，定时翻身拍背，预防呼吸道感染。

（3）持续吸氧，流量根据病情调节。输液速度不超过 20~30 滴/分。准备好抢救用物品和药物。

（四）潜在并发症：心律失常

1. 评估

（1）加强床旁巡视，观察并询问患者有无不适。

（2）严密心电监护，记录心律失常的性质、每分钟次数等。

2. 措施

（1）心肌炎并发轻度心律失常者应适当增加休息，避免劳累及感染，心律失常如影响心肌排血功能或有可能导致心功能不全者，应卧床休息。

（2）给予易消化饮食，少量多餐，禁烟酒，禁饮浓茶、咖啡。

（3）准备好抢救药品及物品。

（五）潜在并发症：充血性心力衰竭

1. 评估

（1）观察神志及末梢循环情况，如意识状态、面色、唇色、甲床颜色等。

（2）测量生命体征变化。

（3）了解心力衰竭的体征变化，如水肿轻重、颈静脉怒张程度等。

（4）准确记录液体出入量，注意日夜尿量情况，夜尿量增多考虑有无早期心力衰竭和隐性水肿的可能。病情允许可每周测量体重，如体重增加，一般情况较差，要警惕早期心力衰竭所致水钠潴留。

（5）应用洋地黄类药物时，严密观察洋地黄的中毒表现。

2. 措施

（1）心肌炎并发心力衰竭患者需绝对卧床休息，抬高床头使患者半卧位。待心力衰竭症状消除后可逐步增加活动量。

（2）合理使用利尿药，严格控制输液量及每分钟滴速。间断或持续给氧，氧流量 2~3 L/min，严重缺氧以 4~6 L/min 为宜。

（3）给患者高蛋白、高维生素、易消化的低盐饮食，少量多餐，避免刺激性食物。补充钾盐及含钾丰富的食物，如香蕉、橘子。

（4）做好基础护理。注意保暖，多汗者及时更衣，防止受凉，预防呼吸道感染。长期卧床，尤其是水肿患者，要定时协助翻身，预防压疮。做好口腔及皮肤护理。保持大便通畅，便秘时使用开塞露。习惯性便秘者，每日给通便药物。

（5）预防细菌、病毒感染。防止再次发生药物中毒及物理性作用对心肌的损害。

（六）潜在并发症：猝死

1. 评估

（1）密切观察病情变化，了解猝死征兆如心前区痛、胸闷、气急、心悸、乏力、室性期前收缩及心肌梗死症状。

（2）对心电图出现缺血性改变及双束支传导阻滞的患者应加强巡视，准备好抢救药品及物品。

2. 措施

（1）病情平稳时做好健康教育，使患者自觉避免危险因素，包括情绪激动、劳累、饱餐、寒冷、吸烟等。

（2）掌握猝死的临床表现如神志不清、抽搐、呼吸减慢或变浅甚至停滞、发绀、脉搏触不到、血压测不到、瞳孔散大及对光反射消失。

（3）一旦发生猝死立即进行心肺复苏，建立静脉通道，遵医嘱给药，必要时予以电除颤或心脏起搏。

（4）心跳恢复后，严密观察病情变化，包括神志、呼吸、心电图、血压、瞳孔等，并做详细记录。

五、护理措施

（一）预防感染

病毒性心肌炎是感染病毒引起的。防止病毒的侵入是十分重要的。尤其应预防呼吸道感染和肠道感染。对易感冒者平时应注意营养，避免过劳，选择适当的体育活动以增强体质。避免不必要的外出，必须外出时应注意防寒保暖，饮食卫生。感冒流行期间应戴口罩，避免去人多拥挤的公共场所活动。

1. 预防呼吸道和消化道感染

多数病毒性心肌炎患者在发病前 1~3 周内或发病同时有呼吸道或消化道感染的前驱表现，因此积极采取措施加以预防，可以减少病毒性心肌炎的发生。

2. 预防病毒性传染病

麻疹、脊髓灰质炎、风疹、水痘、流行性腮腺炎等病毒性传染病均可累及心肌而形成病毒性心肌炎，因此积极有效地预防这些传染病，可以降低心肌炎的发病率。

3. 及时治疗各种病毒性疾病

及时治疗呼吸道感染、消化道感染及其他病毒性疾病。在病毒毒血症阶段即采用抗病毒药物治疗，便可直接杀灭病毒，减少病毒侵入心肌的机会或数量，降低心肌炎的发病率或减轻病情。

4. 避免条件致病因素的影响

在感染病毒之后机体是否发生心肌炎，除了与受感染者的性别、年龄、易感性，以及所感染的病毒是否具有嗜心性、感染的数量等有关之外，还与受到细菌感染、发热、精神创伤、剧烈运动、过劳、缺氧、接受放射线或辐射、受冷、过热、使用激素、营养不良、接受外科手术、外伤、妊娠、心肌梗死等条件因素影响有关。这些条件因素不仅容易引起心肌炎发病，而且在病后易使病情反复、迁延或加重，因此必须积极防治。

（二）适当休息

急性发作期，一般应卧床休息 2~4 周，急性期后仍应休息 2~3 个月。严重心肌炎伴心界扩大者，应休息 6~12 个月，直到症状消失，心界恢复正常。如出现胸闷、胸痛、烦躁不安时，应在医生指导下用镇静、止痛药。有心肌炎后遗症者，可尽量与正常人一样地生活工作，但不宜长时间看书、工作甚至熬夜。应避免情绪激动及过度体力活动而引起身体疲劳，使机体抗病能力降低。

（三）饮食调摄

饮食宜高蛋白、高热量、高维生素，尤其是含维生素 C 多的食物，如山楂、苹果、橘子、西红柿等。忌暴饮暴食，忌食辛辣、熏烤、煎炸之品。吸烟时烟草中的尼古丁可促进冠状动脉痉挛收缩，影响心肌供血，饮酒会造成血管功能失调，故应戒烟、忌酒。食疗可用菊花粥、人参粥等，遵医嘱使用生晒参、西洋参等，有利于心肌炎的恢复。

（四）体育锻炼

心肌炎恢复期，根据自己的体力参加适当的锻炼，如散步、保健操等，可早日康复及避免后遗症。有心肌炎后遗症，只要没有严重心律失常，可参加一般性的体育锻炼，如慢跑、跳舞、气功、太极拳等，持之以恒，以利于疾病的康复。

（五）监测生命体征

每日注意测量体温、脉搏、呼吸等生命体征，高热的患者给予降温、口腔护理及皮肤护理。由于心肌收缩无力、心排血量急剧下降易导致心源性休克，应及时测血压、脉搏。如患者出现脉搏微弱、血压下降、烦躁不安、面色灰白等症状，应立即送往医院进行救治。

（六）注意不良反应

心肌炎反复发作的患者，长期服用激素，要注意观察不良反应和毒性反应，如高血压、胃肠道消化性溃疡及穿孔、出血等。心肌炎患者对洋地黄类药物极为敏感，易出现中毒现象，应严格掌握用药剂量。急性患者应用大剂量维生素 C 及能量合剂，静脉滴注或静脉推注时要注意保护血管，控制速度，以防肺水肿。

（七）居室应保持空气新鲜、流通

定期通风换气，但要避免患者直接吹风，防止感冒加重病情。冬季注意保暖。平素应加强身体锻炼，运动量不宜过大，可由小量到大量，以患者能承受、不感劳累为度，可进行太极拳、散步等活动。

（韩月皎）

第二节 感染性心内膜炎

感染性心内膜炎是心内膜表面的微生物感染，伴赘生物形成。生物是大小不等、形状不一的血小板和纤维素团块，内有微生物和炎症细胞。瓣膜是最常受累部位，间隔缺损部位、腱索或心壁内膜也可发生感染。而动静脉瘘、动脉瘘（如动脉导管未闭）、主动脉缩窄部位的感染虽然属于动脉内膜炎，但临床与病理均类似于感染性心膜炎。

感染性心内膜炎根据病程可分为急性和亚急性。急性感染性心内膜炎特点是：中毒症状明显；病情发展迅速，数日或数周引起瓣膜损害；迁移性感染多见；病原体主要是金黄色葡萄球菌。亚急性感染性心内膜炎特点是：中毒症状轻；病程长，可数周至数月；迁移性感染少见；病原体多为草绿色链球菌，其次为肠球菌。

感染性心内膜炎又可分为自体瓣膜心内膜炎、人工瓣膜心内膜炎和静脉药瘾者的心内膜炎。本节主要阐述自体瓣膜心内膜炎。

一、病因及发病机制

（一）病因

感染性心内膜炎主要是由链球菌和葡萄球菌感染所致。急性感染性心内膜炎主要由金黄色葡萄球菌引起，少数患者由肺炎球菌、淋球菌、A族链球菌和流感杆菌等所致。亚急性感染性心内膜炎以草绿色链球菌感染最常见，其次为D族链球菌（牛链球菌和肠球菌）、表皮葡萄球菌，其他细菌较少见。真菌、立克次体和衣原体等是感染性心内膜炎少见的致病微生物。

（二）发病机制

1. 急性感染性心内膜炎

目前尚不明确，由来自皮肤、肌肉、骨骼、肺等部位的活动性感染灶的病原菌引起，细菌量大，细菌毒力强，具有很强的侵袭性和黏附于心内膜的能力。主要累及正常心瓣膜，主动脉瓣常受累。

2. 亚急性感染性心内膜炎

亚急性感染性心内膜炎临床上至少占据病例的 2/3，其发病与以下因素有关。

（1）血流动力学因素：亚急性感染性心内膜炎患者约有 3/4 主要发生于器质性心脏病，多为心脏瓣膜病，主要是二尖瓣和主动脉瓣疾病，其次是先天性心血管病，如室间隔缺损、动脉导管未闭、法洛四联症和主动脉狭窄等。赘生物常位于二尖瓣关闭不全的瓣叶心房面、主动脉瓣关闭不全的瓣叶心室面和室间隔缺损的间隔右心室侧，可能与这些部位的压力下降和内膜灌注减少，利于微生物沉积和生长有关。高速射流冲击心脏或大血管内膜处可使局部损伤，如二尖瓣反流面对的左心房壁、主动脉反流面对的二尖瓣前叶有关腱索和乳头肌，未闭动脉导管射流面对的肺动脉壁的内皮损伤，并容易感染。在压差小的部位，发生亚急性感染性心内膜炎少见，如房间隔缺损和大室间隔缺损或血流缓慢时，如心房颤动和心力衰竭时少见，瓣膜狭窄比关闭不全时少见。

近年来，随着风湿性心脏病发病率的下降，风湿性瓣膜心内膜炎发生率也随之下降。由于超声心动图诊断技术的普遍应用，主动脉瓣二叶瓣畸形、二尖瓣脱垂和老年性退行性瓣膜病的诊断率提高和风湿性瓣膜病心内膜炎发病率的下降，而非风湿性瓣膜病的心内膜炎发病率有所升高。

（2）非细菌性血栓性心内膜病变：研究证实，当内膜的内皮受损暴露内皮下结缔组织的胶原纤维时，血小板聚集，形成血小板微血栓和纤维蛋白沉积，成为结节样无菌性赘生物，称为非细菌性血栓性心内膜病变，是细菌定居瓣膜表面的重要因素。无菌性赘生物最常见于湍流区域、瘢痕处（如感染性心内膜炎后）和心脏外因素所致内膜受损。正常瓣膜可偶见。

（3）短暂性菌血症感染无菌性赘生物：各种感染或细菌寄居的皮肤、黏膜的创伤（如手术、器械操作等）导致暂时性菌血症，如皮肤和心脏外其他部位葡萄球菌感染的菌血症，口腔创伤常致铜绿假单胞菌菌血症，消化道和泌尿生殖道创伤或感染常引起肠球菌和革兰阴性杆菌菌血症，循环中的细菌定居在无菌性赘生物上。细菌定居后，迅速繁殖，促使血小板进一步聚集和纤维蛋白沉积，感染性赘生物增大。纤维蛋白层覆盖在赘生物外，阻止吞噬细胞进入，为细菌生存繁殖提供良好的庇护所，即发生感染性心内膜炎。

细菌是否感染无菌性赘生物取决于 3 个因素：①发生菌血症的频度；②循环中细菌的数量，这与感染程度和局部寄居细菌的数量有关；③细菌黏附于无菌性赘生物的能力。草绿色链球菌从口腔进入血流的机会频繁，黏附性强，因而成为亚急性感染性心内膜炎最常见的致病菌；虽然大肠埃希菌的菌血症常见，但黏附性差，极少引起心内膜炎。

二、临床表现

从短暂性菌血症的发生至症状出现之间的时间多在 2 周以内，但有不少患者无明确的细菌进入途径可寻。

（一）症状

1. 发热

发热是感染性心内膜炎最常见的症状，除有些老年患者或心力衰竭、肾衰竭重症患者外，几乎均有发热，常伴有头痛、背痛和肌肉关节痛的症状。亚急性感染性心内膜炎起病隐匿，可伴有全身不适、乏力、食欲缺乏和体重减轻等症状，可有弛张性低热，体温一般<39 ℃，午后和晚上高。急性感染性心内膜炎常有急性化脓性感染，呈暴发性败血症过程，有高热、寒战。常可突发心力衰竭。

2. 非特异性症状

（1）脾肿大：占 15%~50%，病程>6 周的患者可出现。急性感染性心内膜炎少见。

（2）贫血：贫血较为常见，尤其多见于亚急性感染性心内膜炎，伴有苍白无力和多汗。多为轻中度贫血，晚期患者有重度贫血。主要由于感染骨髓抑制所致。

（3）杵状指（趾）：部分患者可见。

3. 动脉栓塞

多发生于病程后期，也有少部分患者为首发症状。赘生物引起动脉栓塞可发生在机体的任何部位，如脑、心脏、脾、肾、肠系膜及四肢。脑栓塞的发生率最高。在由左向右分流的先天性心血管病或右心内膜炎时，肺循环栓塞常见。如三尖瓣赘生物脱落引起肺栓塞，表现为突然咳嗽、呼吸困难、咯血或胸痛等症状。肺栓塞还可发展为肺坏死、空洞，甚至脓气胸。

（二）体征

1. 心脏杂音

80%~85%的患者可闻及心脏杂音，是基础心脏病和（或）心内膜炎导致瓣膜损害所致。

2. 周围体征

可能是微血管炎或微栓塞所致，多为非特异性，包括：①瘀点，多见于病程长者，可出现于任何部位，以锁骨、皮肤、口腔黏膜和睑结膜常见；②指、趾甲下线状出血；③Roth斑，多见于亚急性感染性心内膜炎，表现为视网膜的卵圆形出血斑，其中心呈白色；④Osler结节，为指和趾垫出现豌豆大的红色或紫色痛性结节，较常见于亚急性感染性心内膜炎；⑤Janeway 损害，是手掌和足底处直径 1~4 mm 的无痛性出血红斑，主要见于急性感染性心内膜炎。

（三）并发症

1. 心脏并发症

（1）心力衰竭：是最常见的并发症，主要由瓣膜关闭不全所致，以主动脉瓣受损患者最为多见。其次为二尖瓣受损的患者，三尖瓣受损的患者也可发生。各种原因的瓣膜穿孔或腱索断裂导致急性瓣膜关闭不全时，可诱发急性左心衰竭。

（2）心肌脓肿：常见于急性感染性心内膜炎患者，可发生于心脏任何部位，以瓣膜周围特别是主动脉瓣环多见，可导致房室和室内传导阻滞。偶见心肌脓肿穿破。

（3）急性心肌梗死：多见于主动脉瓣感染时，出现冠状动脉细菌性动脉瘤，引起冠状动脉栓塞，发生急性心肌梗死。

（4）化脓性心包炎：主要发生于急性感染性心内膜炎患者，但不多见。

（5）心肌炎。

2. 细菌性动脉瘤

多见于亚急性感染性心内膜炎患者，发生率为 3%~5%。一般见于病程晚期，多无自觉症状。受累动脉多为近端主动脉及主动脉窦、脑动脉、内脏动脉和四肢动脉，可扪及的搏动性肿块，发生于周围血管时易诊断。如果发生在脑、肠系膜动脉或其他深部组织的动脉时，常到动脉瘤出血时才可确诊。

3. 迁移性脓肿

多见于急性感染性心内膜炎患者，亚急性感染性心内膜炎患者少见，多发生在肝、脾、骨髓和神经系统。

4. 神经系统并发症

（1）脑栓塞：占 1/2。最常受累的是大脑中动脉及其分支。

（2）脑细菌性动脉瘤：除非破裂出血，多无症状。

（3）脑出血：由脑栓塞或细菌性动脉瘤破裂所致。

（4）中毒性脑病：可有脑膜刺激征。

（5）化脓性脑膜炎：不常见，主要见于急性感染性心内膜炎患者，尤其是金黄色葡萄球菌性心内膜炎。

（6）脑脓肿。

5. 肾脏并发症

大多数患者有肾功能损害：①肾动脉栓塞和肾梗死，多见于急性感染性心内膜炎患者；②局灶性或弥漫性肾小球肾炎，常见于亚急性感染性心内膜炎患者；③肾脓肿，少见。

三、辅助检查

（一）常规项目检查

1. 尿常规

显微镜下常有血尿和轻度蛋白尿。肉眼血尿提示肾梗死，红细胞管型和大量蛋白尿提示弥漫性肾小球性肾炎。

2. 血常规

白细胞计数正常或轻度升高，分类计数轻度左移。可有"耳垂组织细胞"现象，即揉耳垂后穿刺的第一滴血液涂片时可见大单核细胞，是单核—吞噬细胞系统过度受刺激的表现。急性感染性心内膜炎常有血白细胞计数增高，并有核左移。红细胞沉降率升高。亚急性感染性心内膜炎患者常见正常色素正常细胞性贫血。

（二）免疫学检查

80%的患者血清出现免疫复合物，25%的患者有高丙种球蛋白血症。亚急性感染性心内膜炎在病程 6 周以上的患者中有 50%类风湿因子阳性。当并发弥漫性肾小球肾炎的患者，血清补体可降低。免疫学异常表现在感染治愈后可消失。

（三）血培养

血培养是诊断菌血症和感染性心内膜炎的最有价值的方法。近期未接受过抗生素治疗的患者血培养阳性率可高达 95%以上。血培养的阳性率降低，常由于 2 周内用过抗生素或采血、培养技术不当所致。

（四）X 线检查

肺部多处小片状浸润阴影，提示脓毒性肺栓塞所致的肺炎。左心衰竭时可有肺瘀血或肺水肿体征。主动脉增宽可以是主动脉细菌性动脉瘤所致。

细菌性动脉瘤有时需经血管造影协助诊断。

CT 扫描有助于脑梗死、脑脓肿和脑出血的诊断。

（五）心电图检查

心肌梗死心电图表现可见于急性感染性心内膜炎患者。主动脉瓣环或室间隔脓肿的患者可出现房室、室内传导阻滞的情况。

（六）超声心动图检查

超声心动图发现赘生物、瓣周并发症等支持心内膜炎的证据，对明确感染性心内膜炎诊断有重要价值。经食管超声（TTE）可以检出直径<5 mm 的赘生物，敏感性高达 95%以上。

四、治疗

（一）抗微生物药物治疗

抗微生物药物治疗是治疗本病最重要的措施。用药原则为：①早期应用；②充分用药，选用灭菌性抗微生物药物，大剂量和长疗程；③静脉用药为主，保持稳定、较高的血药浓度；④病原微生物不明时，急性感染性心内膜炎应选用针对金黄色葡萄球菌、链球菌和革兰阴性杆菌的广谱抗生素，亚急性感染性心内膜炎应用针对链球菌、肠球菌的抗生素；⑤培养出病原微生物时，应根据致病菌对药物的敏感程度选择抗微生物药物。

1. 经验治疗

病原菌尚未培养出时，对急性感染性心内膜炎患者，采用萘夫西林、氨苄西林和庆大霉素，静脉注射或静脉滴注。亚急性感染性心内膜炎患者，按常见的致病菌链球菌的用药方案，以青霉素为主或加庆大霉素静脉滴注。

2. 已知致病微生物时的治疗

（1）青霉素敏感的细菌治疗：至少用药4周。对青霉素敏感的细菌如草绿色链球菌、牛链球菌、肺炎球菌等。①首选大剂量青霉素分次静脉滴注。②青霉素加庆大霉素静脉滴注或肌注。③青霉素过敏时可选择头孢曲松或万古霉素静脉滴注。

（2）青霉素耐药的链球菌治疗：①青霉素加庆大霉素，青霉素应用4周，庆大霉素应用2周；②万古霉素剂量同前，疗程4周。

（3）肠球菌心内膜炎治疗：①大剂量青霉素加庆大霉素静脉滴注；②氨苄西林加庆大霉素，用药4~6周，治疗过程中酌减或撤除庆大霉素，预防其不良反应；③治疗效果不佳或不能耐受者可改用万古霉素，静脉滴注，疗程4~6周。

（4）对金黄色葡萄球菌和表皮葡萄球菌的治疗：①萘夫西林或苯唑西林，静脉滴注，用药4~6周，治疗开始3~5日加用庆大霉素，剂量同前；②青霉素过敏或无效患者，可用头孢唑林，静脉滴注，用药4~6周，治疗开始3~5日，加用庆大霉素；③如青霉素和头孢菌素无效时，可用万古霉素4~6周。

（5）耐药的金黄色葡萄球菌和表皮葡萄球菌治疗：应用万古霉素治疗4周。

（6）对其他细菌治疗：用青霉素、头孢菌素或万古霉素，加或不加氨基糖苷类，疗程4~6周。革兰阴性杆菌感染，可用氨苄西林、哌拉西林、头孢噻肟或头孢拉定，静脉滴注。加庆大霉素，静脉滴注。环丙沙星，静脉滴注也可有效。

（7）真菌感染治疗：用两性霉素B，静脉滴注。首日1 mg，之后每日递增3~5 mg，总量3~5 g。在用药过程中，应注意两性霉素的不良反应。完成两性霉素疗程后，可口服氟胞嘧啶，用药需数月。

（二）外科治疗

有严重心脏并发症或抗生素治疗无效的患者，应考虑手术治疗。

五、护理措施

（一）一般护理

要保持室内环境清洁整齐，定时开窗通风，保持空气新鲜。注意防寒保暖，保持口腔、皮肤清洁，预防呼吸道及皮肤感染。

（二）饮食护理

给予高热量、高蛋白、高维生素、易消化的半流食或软食，注意补充蔬菜、水果，变换膳食花样和口味，促进食欲，补充高热引起的机体消耗。

（三）发热护理

观察体温和皮肤黏膜，每4~6小时测量1次，并准确记录，以判断病情进展和治疗效果。观察患者皮肤情况，检查有无指、趾甲下线状出血，以及有无指和趾垫豌豆大的红色或紫色痛性结节、手掌和足底无痛性出血红斑等周围体征。

高热患者应卧床休息，给予物理降温如温水擦浴、冰袋等，及时记录降温后体温变化。及时更换被汗浸湿的床单、被套，为避免患者因大汗频繁更换衣服而受凉，可在患者出汗多的时候，在衣服与皮肤之间衬以柔软的毛巾，便于及时更换，增加舒适感。

患者高热、大汗要及时补充水分，必要时注意补充电解质，记录出入量，保证水及电解质的平衡。注意口腔护理，防止感染，增加食欲。

（四）正确采集血标本

正确留取合格的血培养标本，对于本病的诊断、治疗十分重要，而采血方法、培养技术及应用抗生素的时间，都可影响血培养阳性率。告诉患者暂时停用抗生素和反复多次取血的必要性，以取得患者的理解和配合。留取血培养标本方法如下。

对于未开始治疗的亚急性感染性心内膜炎患者应在第 1 日每间隔 1 小时采血 1 次，共 3 次。如次日未见细菌生长，重复采血 3 次后，开始抗生素治疗。

已用过抗生素患者，应停药 2~7 日后采血。急性感染心内膜炎患者应在入院后 3 小时内，每隔 1 小时 1 次共取 3 个血标本后开始治疗。

每次取静脉血 10~20 mL，做需氧和厌氧培养，至少应培养 3 周，并周期做革兰染色涂片和次代培养。必要时培养基需补充特殊营养或采用特殊培养技术。

（五）病情观察

严密观察体温及生命体征的变化。观察心脏杂音的部位、强度、性质有无变化，新杂音出现或者杂音性质的改变往往与赘生物导致瓣叶破损、穿孔或腱索断裂有关。注意观察脏器动脉栓塞有关症状，当患者发生可疑征象，尽早报告医师及时处理。

（六）用药护理

遵医嘱给予抗生素治疗，告诉患者病原菌隐藏在赘生物内和内皮下，需要坚持大剂量、全疗程、时间长的抗生素治疗才能杀灭，要严格按时间、剂量准确用药，以确保维持有效的血药浓度。注意保护患者静脉血管，有计划地使用，以保证完成长时间的治疗。在用药过程中要注意观察用药效果和可能出现的不良反应，如有发生及时报告医师，调整抗生素应用方案。

六、健康教育

1. 提高患者依从性

帮助患者及家属认识本病的病因、发病机制，坚持足够疗程的治疗意义。

2. 就诊注意事项

告诉患者在就诊时应向医师讲明本人有心内膜炎病史，在实施口腔内手术如拔牙、扁桃体摘除，上呼吸道手术或操作及生殖、泌尿、消化道侵入性检查或其他外科手术前，应预防性使用抗生素。

3. 预防感染

嘱咐患者平时注意防寒、保暖，保持口腔及皮肤清洁，不要挤压痤疮、疖、痈等感染病灶，减少病原菌侵入机会。

4. 病情观察

帮助患者掌握病情自我观察方法，如自测体温、观察体温变化、观察有无栓塞表现等，定期门诊随诊，有病情变化及时就诊。

5. 家属支持

教育患者家属在长时间疾病诊治过程中，注意给患者生活照顾，心理支持，鼓励协助患者积极治疗。

（周琳博）

第三节 心包炎

国内临床资料统计表明，心包疾病占心脏疾病住院患者的 1.5%～5.9%。心包炎按病因分类，分为感染性心包炎和非感染性心包炎。非感染性心包炎多由肿瘤、代谢性疾病、自身免疫性疾病、尿毒症等所致。按病情进展可分为急性心包炎（伴或不伴心包积液）、亚急性渗出性缩窄性心包炎、慢性心包积液、粘连性心包炎、慢性缩窄性心包炎等。临床上以急性心包炎和慢性缩窄性心包炎为最常见。

一、急性心包炎

急性心包炎是心包脏层与壁层间的急性炎症，可由细菌、病毒、自身免疫、物理、化学等因素引起。心包炎常是某种疾病的一部分表现或为某种疾病的并发症，为此常被原发病掩盖，但也可独立表现。根据急性心包炎病理变化，可以分为纤维蛋白性心包炎和渗出性心包炎两种。

（一）病因、病理、病理生理

1. 病因

急性心包炎的病因有：①原因不明者，为急性非特异性；②病毒、细菌、真菌、寄生虫、立克次体等感染；③自身免疫反应，风湿热、结缔组织疾病如系统性红斑狼疮、类风湿关节炎、结节性多动脉炎、白塞病、艾滋病；心肌梗死后综合征、心包切开后综合征；某些药物引发如普鲁卡因胺、青霉素等；④肿瘤性，原发性如间皮瘤、脂肪瘤、纤维肉瘤，继发性如乳腺癌、肺癌、白血病、淋巴瘤等；⑤内分泌、代谢性疾病，如尿毒症、痛风、甲状腺功能减退症、淀粉样变；⑥物理因素，如放射性，外伤如心肺复苏后、穿透伤、钝伤、介入治疗操作相关等；⑦邻近器官疾病引发，如急性心肌梗死、胸膜炎、主动脉夹层、肺梗死等。

常见病因为风湿热、结核、细菌感染，近年来病毒感染、肿瘤、尿毒症性和心肌梗死性心包炎发病率显著增多。

2. 病理

在急性期心包壁层、脏层上有纤维蛋白、白细胞和少量内皮细胞渗出，无明显液体积聚，此时称为纤维蛋白性心包炎。以后如果液体增加，则为渗出性心包炎，液体多为黄色而清亮，偶可浑浊不清，呈化脓性或血性，量可由 100 mL 至 3 L，一般积液在数周至数月内吸收，可伴随发生壁层与脏层的粘连、增厚、缩窄。

液体也可较短时间内大量积聚引起心脏压塞。急性心包炎心外膜下心肌有炎性变化，如范围较广可称为心肌心包炎。炎症也可累及纵隔、横膈和胸膜。

3. 病理生理

心包腔正常时平均压力接近于零或低于大气压，吸气时呈轻度负压，呼气时近于正压。急性纤维蛋白性心包炎或积液少量不致引起心包内压力增高，故不影响血流动力学。如果液体迅速增多，心包无法伸展或来不及伸展以适应其容量的变化，造成心包内压力急剧上升，引起心脏受压，致使心室舒张期充盈受阻，周围静脉压也升高，使心排血量降低，血压下降，导致急性心脏压塞发生。

（二）临床表现

1. 症状

（1）胸痛：心前区疼痛是纤维蛋白性心包炎主要症状，如急性非特异性心包炎、感染性心包炎。疼痛常位于心前区或胸骨后，可放射到颈部、左肩、左臂及左肩胛骨，也可达上腹部，疼痛性质呈压榨样或锐痛，也可为闷痛，常与呼吸有关，常因咳嗽、深呼吸、变换体位或吞咽而加重。

（2）呼吸困难：呼吸困难是心包积液时最突出的症状。严重的呼吸困难患者可呈端坐位呼吸，身躯前倾，呼吸浅速，面色苍白、发绀。

（3）全身症状：可有干咳、声音嘶哑及吞咽困难等症状，常因压迫气管、食管而产生。也可有发冷、发热、乏力、烦躁、心前区或上腹部闷胀等。大量渗液可影响静脉回流，出现体循环瘀血表现如颈静脉怒张、肝肿大、腹腔积液及下肢水肿等。

（4）心脏压塞：心包积液快速增加可引起急性心脏压塞，出现气促、心动过速、血压下降、大汗淋漓、四肢冰凉，严重者可有意识恍惚，发生急性循环衰竭、休克等。

如积液积聚较慢，可出现亚急性或慢性心脏压塞，表现为颈静脉怒张、静脉压升高、奇脉。

2. 体征

（1）心包摩擦音：心包摩擦音是纤维蛋白性心包炎的典型体征，多位于心前区，以胸骨左缘第3、第4肋间多见，坐位时身体前倾、深吸气时最为明显，心包摩擦音可持续数小时或持续数日、数周，当积液增多将两层心包分开时，摩擦音即消失，如有部分心包粘连仍可闻及。心前区听到心包摩擦音就可做出心包炎的诊断。

（2）心包积液：心浊音界向两侧增大，皆为绝对浊音区；心尖冲动弱，且位于心浊音界的内侧或不能扪及；心音低钝、遥远；大量积液时可出现心包积液征（Ewart征），即在左肩胛骨下叩诊浊音和闻及因左肺受压引起的支气管呼吸音。

（3）心脏压塞：除有体循环瘀血体征外，按心脏压塞程度，脉搏可表现为正常、减弱或出现奇脉。奇脉是大量积液患者，触诊时桡动脉搏动呈吸气性显著减弱或消失，呼气时又复原的现象。也可通过血压测量来诊断，即吸气时动脉收缩压下降10 mmHg或更多。急性心脏压塞可因动脉压极度降低，奇脉难以察觉出米。

3. 并发症

（1）复发性心包炎：复发性心包炎是急性心包炎最难处理的并发症，在初次发病后数月至数年反复发病并伴严重的胸痛。发生率20%~30%，多见于急性非特异性心包炎、心脏损伤后综合征。

（2）缩窄性心包炎：缩窄性心包炎常见于结核性心包炎、化脓性心包炎、创伤性心包炎。

（三）辅助检查

1. 实验室检查

由原发病决定，如感染性心包炎常有白细胞计数增加、红细胞沉降率增快等。

2. X线检查

对渗出性心包炎有一定价值，可见心影向两侧增大，心脏搏动减弱或消失；尤其是肺部无明显充血而心影显著增大是心包积液的 X 线表现特征。但成人液体量少于 250 mL、儿童少于 150 mL 时，X 线难以检出。

3. 心电图检查

急性心包炎时来自心包下心肌的心电图异常表现：①常有窦性心动过速；②ST 段抬高，呈弓背向下，见于除 aVR 导联以外的所有导联，aVR 导联中 ST 段压低；③一至数日后，ST 段回到基线，T 波低平或倒置，持续数周至数月后 T 波逐渐恢复正常；④心包积液时有 QRS 低电压；⑤包膜下心房肌受损时可有除 aVR 和 V_1 导联外的 P-R 段压低。

4. 超声心动图检查

对诊断心包积液迅速可靠。M 型或二维超声心动图中均可见液性暗区以确定诊断。心脏压塞的特征为：右心房及右心室舒张期塌陷；吸气时室间隔左移，右心室内径增大，左心室内径减小等。

5. 心包穿刺检查

抽取的积液做生物学、生化、细胞分类、肿瘤细胞的检查等，确定病因。缓解心脏压塞症状。必要时在心包腔内给予抗菌药或化疗药等。

6. 心包镜及心包活检

有助于明确病因。

(四) 治疗

1. 病因治疗

根据病因给予相应治疗，如结核性心包炎给予规范化抗结核治疗，化脓性心包炎应用敏感抗生素治疗等。

2. 非特异性心包炎的治疗

（1）应用非甾类抗炎药物治疗：可应用数月的时间，缓慢减量直至停药。

（2）应用糖皮质激素治疗：如果应用非甾类抗炎药物治疗无效，则可应用糖皮质激素治疗，常用泼尼松 40~60 mg/d，1~3 周，症状严重者可静脉应用甲泼尼龙。须注意当激素减量时，症状常可反复。

3. 复发性心包炎的治疗

秋水仙碱 0.5~1 mg/d，至少 1 年，缓慢减量停药。但终止治疗后部分患者有复发倾向。对顽固性复发性心包炎伴严重胸痛患者，可考虑外科心包切除术治疗。

4. 心包积液、心脏压塞治疗

（1）结核性或化脓性心包炎要充分、彻底引流，提高治疗效果和减少心包缩窄发生率。

（2）心包积液中到大量，将要发生心脏压塞的患者，行心包穿刺引流。

（3）已发生心脏压塞患者，无论积液量多少都要紧急心包穿刺引流。

（4）由于积液中有较多凝块、纤维条索状物，会影响引流效果或风险大的患者，可行心包开窗引流。

二、慢性缩窄性心包炎

慢性缩窄性心包炎是心脏被纤维化或钙化的心包致密厚实地包围，使心室舒张期充盈受限而引发一系列循环障碍的疾病。

（一）病因、病理、病理生理

1. 病因

缩窄性心包炎继发于急性心包炎，病因以结核性心包炎为最常见，其次为化脓性或创伤性心包炎。少数患者与急性非特异性心包炎、心包肿瘤及放射性心包炎等有关，也有部分患者病因不明。

2. 病理

急性心包炎随着渗液逐渐吸收，心包出现弥漫或局部的纤维组织增生、增厚粘连、壁层与脏层融合钙化，使心脏及大血管根部受限。心包长期缩窄，心肌可萎缩。如心包显微病理显示为透明样变性组织，提示为非特异性，如为结核性肉芽组织或干酪样病变，则提示为结核性。

3. 病理生理

纤维化、钙化的心包使心室舒张期扩张受阻，心室舒张期充盈减少，使心搏量下降。为维持心排血量，心率增快。上、下腔静脉也因心包缩窄而回流受阻，出现静脉压升高、颈静脉怒张、肝肿大、腹腔积液、下肢水肿，出现 Kussmaul 征。

Kussmaul 征：吸气时周围静脉回流增多而已缩窄的心包使心室失去适应性扩张的能力，致静脉压增高，吸气时颈静脉更明显扩张。

（二）临床表现

1. 症状

常见症状为劳力性呼吸困难、疲乏、食欲缺乏、上腹胀满或疼痛，也可因肺静脉压高而导致症状如咳嗽、活动后气促，也可有心绞痛样胸痛。

2. 体征

有颈静脉怒张、肝肿大、腹腔积液、下肢水肿、心率增快，可见 Kussmaul 征。腹腔积液常较皮下水肿出现得早而且明显得多，此情况与心力衰竭所见相反。

窦性心律，有时可有心房颤动。脉搏细弱无力，动脉收缩压降低，脉压变小。心尖冲动不明显，心音减低，少数患者在胸骨左缘第3、第4肋间可闻及心包叩击音。

（三）辅助检查

1. X 线检查

心影偏小、正常或轻度增大。左右心缘变直，主动脉弓小而右上纵隔增宽（上腔静脉扩张），有时可见心包钙化。

2. 心电图检查

窦性心律，常有心动过速，有时可有心房颤动。QRS 波群低电压，T 波低平或倒置。

3. 超声心动图检查

对缩窄性心包炎的诊断价值远不如对心包积液，可见心包增厚、僵硬、钙化，室壁活动减弱，舒张早期室间隔向左心室侧移动等，但均非特异而恒定的征象。

4. 右心导管检查

右心导管检查的特征性表现是肺毛细血管压力、肺动脉舒张压力、右心室舒张末期压力、右心房压力均升高且都在相同或相近高水平，右心房压力曲线呈 M 或 W 波形，右心室收缩压轻度升高，舒张早期下陷及高原形曲线。

（四）治疗

1. 外科治疗

应尽早施行心包剥离术，通常在心包感染、结核被控制即应手术，并在术后继续用药1年。

2. 内科辅助治疗

应用利尿药和限盐缓解机体液体潴留，水肿症状。对于心房颤动伴心室率快的患者，可首选地高辛，之后再应用β受体阻滞药和钙通道阻滞药。

三、心包炎护理措施

（一）体位与休息

对于呼吸困难患者要根据病情帮助患者采取半卧位或前倾坐位，依靠床桌，保持舒适体位。协助患者满足生活需要。对于有胸痛的患者，要卧床休息，保持情绪稳定，不要用力咳嗽、深呼吸或突然改变体位，以免使疼痛加重。

（二）呼吸观察与给氧

观察呼吸困难的程度，注意有无呼吸浅快、发绀，观察血气变化。根据缺氧程度调节氧流量，观察吸氧效果。

（三）预防感染

嘱患者加强营养，给予高热量、高蛋白、高维生素的易消化饮食，限制钠盐摄入，增强机体抵抗力。避免受凉，防止呼吸道感染，以免加重呼吸困难症状。

（四）输液护理

控制输液速度，防止加重心脏负担。

（五）用药护理

遵医嘱给予非甾类抗炎药，注意有无胃肠道反应、出血等不良反应。遵医嘱给予糖皮质激素、抗生素，抗结核、抗肿瘤等药物治疗。

（六）健康教育

1. 增强抵抗力

告诉患者注意充分休息，加强营养，给予高热量、高蛋白、高维生素的易消化饮食，限制钠盐摄入。注意防寒保暖，预防呼吸道感染。

2. 坚持药物治疗

指导患者必须坚持足够疗程的药物治疗，不能擅自停药，防止复发。注意药物不良反应，定期随访。

3. 积极治疗

对缩窄性心包炎患者，讲明进行心包剥离术的重要性，解除心理障碍，尽早接受手术治疗。

（庞秋影）

第四节 心脏瓣膜病

心脏瓣膜病是由于炎症、黏液样变性、退行性改变、先天性畸形、缺血性坏死、创伤等原因引起的单个或多个瓣膜（包括瓣环、瓣叶、腱索、乳头肌等）的功能或结构异常导致瓣口狭窄和（或）关闭不全。心室扩大和主动脉、肺动脉根部严重扩张，也可以产生相应房室瓣和半月瓣的相对性关闭不全。二尖瓣最常受累，其次为主动脉瓣。

心脏瓣膜病是临床上常见的心脏病之一。由风湿热引起的心脏瓣膜病称为风湿性心脏病，简称风心病，主要累及 40 岁以下人群，女性多于男性。本节主要介绍风心病。

一、二尖瓣狭窄

（一）病因及发病机制

二尖瓣狭窄最常见的病因为风湿热，约半数患者无急性风湿热史，但大多数有反复链球菌扁桃体炎或咽峡炎病史。急性风湿热后，至少需要两年形成明显二尖瓣狭窄，多次发作急性风湿热较一次发作出现狭窄早。狭窄的二尖瓣呈漏斗状，瓣口显著增厚，呈鱼口状。慢性二尖瓣狭窄可导致左心房扩大、左心房壁钙化、左心房附壁血栓形成和肺血管闭塞性改变。

二尖瓣狭窄的血流动力学异常是由于舒张期血流流入左心室受阻。正常成人二尖瓣口面积为 $4 \sim 6 \ cm^2$。当瓣口面积减少至 $1.5 \sim 2 \ cm^2$ 为轻度狭窄，左心房代偿性扩张及肥厚以增强收缩。当瓣口面积减少至 $1.0 \sim 1.5 \ cm^2$ 为中度狭窄，当瓣口面积减少至 $1 \ cm^2$ 为重度狭窄，患者出现劳力性呼吸困难，进入左心房失代偿期。重度肺动脉高压导致右心衰竭，进入右心受累期。

（二）临床表现

1. 症状

一般在二尖瓣中度狭窄时方有明显症状。

（1）呼吸困难：为最常见的早期症状。患者首次呼吸困难发作，常以运动、精神紧张、性交、感染、妊娠或心房颤动为诱因，并多先有劳力性呼吸困难，随狭窄加重出现静息时呼吸困难、夜间阵发性呼吸困难和端坐呼吸，甚至发生急性肺水肿。

（2）咯血。

1）突然咯大量鲜血：见于严重二尖瓣狭窄，可为首发症状。

2）夜间阵发性呼吸困难或咳嗽时有血性痰或带血丝痰。

3）急性肺水肿时咳大量粉红色泡沫状痰。

4）肺梗死伴咯血，为本病晚期并发慢性心衰时少见的情况。

（3）咳嗽：常见，尤其是冬季明显。

（4）声嘶：较少见，由于扩大的左心房和肺动脉压迫左喉返神经所致。

2. 体征

重度二尖瓣狭窄常有"二尖瓣面容"，口唇及双颧绀红。心尖部可触及舒张期震颤；心尖部可闻及第一心音亢进和开瓣音，提示瓣膜前叶柔顺、活动度好。典型体征是心尖部可有局限、低调的隆隆样舒张中晚期杂音，不传导。肺动脉瓣区可闻及第二心音亢进或伴分裂，伴右心衰竭时可有颈静脉怒张、肝肿大、下肢水肿等。

3. 并发症

（1）心房颤动：为相对早期的并发症，可能为患者就诊的首发病症，也可为首次呼吸困难发作的诱因和患者体力活动明显受限的开始。

（2）急性肺水肿：为重度二尖瓣狭窄的严重并发症，如不及时救治，可能致死。

（3）血栓栓塞：20%的人可并发体循环栓塞，大多数为脑动脉栓塞，其余为外周动脉和内脏动脉栓塞。栓子主要来源于左心耳或左心房。

（4）右心衰竭：为晚期常见并发症及主要死亡原因。

（5）其他：如感染性心内膜炎、肺部感染等，但较少见。

（三）辅助检查

1. 心电图检查

左心房扩大，可出现"二尖瓣P波"（P波宽度>0.12秒，伴切迹）和右室肥厚。可表现出各类心律失常，较常见的是心房颤动。

2. X线检查

轻度二尖瓣狭窄时心影可正常或仅见左心耳饱满。中重度二尖瓣狭窄左心房显著扩大时，心影呈梨形，称二尖瓣型心脏，它是肺动脉总干、左心耳和右心室扩大所致。

3. 超声心动图（UCG）检查

是确定和定量诊断二尖瓣狭窄的可靠方法。M型超声典型表现是二尖瓣前叶活动曲线EF斜率降低、双峰消失，前后叶同向运动，形成"城墙样"图形。

（四）诊断要点

根据心尖部有隆隆样舒张期杂音伴X线或心电图示左心房增大，一般可确立二尖瓣狭窄。超声心动图对诊断具有特异性价值。

二、二尖瓣关闭不全

（一）病因及发病机制

二尖瓣关闭不全是由于风湿性炎症引起瓣叶僵硬、变性、连接处融合及腱索融合缩短使心室收缩时瓣叶不能完全闭合，心室收缩时引起血液反流。包括慢性关闭不全和急性关闭不全。慢性二尖瓣反流使左心室及左心房容量负荷持续过度增加，左心房压和左心室舒张末压明显上升，引起肺瘀血，最终导致左心衰竭。左心衰竭导致肺动脉高压，引起右心衰竭。常见病因如下。

1. 慢性二尖瓣关闭不全

（1）风心病：为我国最常见病因。男性多见。风湿性炎症引起瓣叶纤维化、增厚、僵硬和缩短，若有腱索和乳头肌纤维化、融合或缩短，将加重关闭不全。

（2）二尖瓣脱垂：收缩期中，一个或两个瓣叶脱垂入左心房，可引起二尖瓣关闭不全。

（3）冠心病：心肌慢性缺血或梗死后纤维化，使乳头肌功能失常，引起收缩期瓣叶脱垂入左心房或被牵拉向下所致。

（4）腱索断裂：多数原因不明，偶可继发于二尖瓣脱垂。

（5）二尖瓣环和环下部钙化：为退行性改变，多见于老年女性。

（6）感染性心内膜炎：赘生物破坏瓣叶边缘，瓣叶穿孔或炎症愈合后瓣叶挛缩畸形。

（7）左心室显著扩大：瓣环扩张和乳头肌侧移引起继发性二尖瓣轻至中度关闭不全。

2. 急性二尖瓣关闭不全

原因有腱索断裂、感染性心内膜炎损伤瓣叶或致腱索断裂，急性心肌梗死致乳头肌急性缺血、坏死或断裂，创伤损害二尖瓣结构，人工瓣膜损坏。

（二）临床表现

1. 症状

轻度关闭不全可终身无症状，严重反流时致心排血量减少。最早出现的突出症状是乏力，肺瘀血的症状如呼吸困难等出现较晚。

2. 体征

心尖搏动增强，呈高动力型，左心室增大时向左下移位。心尖部第一心音减弱，第二心音提前，且分裂增宽。在心尖区可闻及收缩期吹风样高调管型杂音，向左腋下和左肩胛下区传导。

（三）辅助检查

1. 心电图检查

常有左房肥厚，重症者多有左室肥厚伴劳损图形。急性二尖瓣关闭不全心电图正常，常伴窦性心动过速。

2. X线检查

慢性重度反流常见左心房和左心室增大，左心衰竭时可见肺瘀血和间质性肺水肿征。

3. 超声心动图检查

二维超声心动图和M型超声不能确定二尖瓣关闭不全，常用于测量左心室容量超负荷改变如左心房、左心室扩大，有助于明确二尖瓣关闭不全的病因。脉冲多普勒超声和彩色多普勒对二尖瓣关闭不全敏感性较高。

4. 其他检查

可行核素心室造影或心导管检查。

（四）诊断要点

急性患者如突然发生呼吸困难，心尖区出现典型收缩期杂音，X线心影不大而肺瘀血明显且有病因可寻，则可诊断；慢性患者心尖区有典型杂音伴左心增大，诊断可成立。超声心动图检查可确诊。

三、主动脉瓣狭窄

（一）病因及发病机制

主动脉瓣狭窄指主动脉瓣膜病变使心室收缩时主动脉瓣开放受限、狭窄，导致左心室射血受阻。常见病因如下。

1. 风心病

风湿性炎症导致瓣膜交界处粘连融合，瓣叶纤维化、僵硬、钙化和挛缩畸形，因而瓣口狭窄。

2. 先天性畸形

分为先天性二叶瓣钙化性主动脉瓣狭窄和先天性主动脉瓣狭窄，前者为成人孤立性主动脉瓣狭窄的常见原因。

3. 退行性老年钙化性主动脉瓣狭窄

为 65 岁以上老年人单纯性主动脉瓣狭窄的常见原因。

成人主动脉瓣口 $\geq 3.0 \text{ cm}^2$，当瓣口面积减少一半时收缩期仍无明显跨瓣压差，瓣口 $\leq 1.0 \text{ cm}^2$ 时，左心室收缩压明显升高，跨瓣压差显著。主动脉瓣狭窄使左心室射血受阻，左心房后负荷增加，其代偿性肥厚进行性加重，最终由于室壁应力增高、心肌缺血和纤维化等导致左心衰竭。严重主动脉狭窄导致冠状动脉灌注和脑动脉供血减少，运动增加心肌耗氧量，心肌缺血、缺氧症状加重，表现出一系列的临床症状。

（二）临床表现

1. 症状

呼吸困难、心绞痛和晕厥为典型主动脉瓣狭窄常见的三联征。

（1）呼吸困难：劳力性呼吸困难为晚期肺瘀血引起的首发症状，见于 90% 的有症状患者，进而可发生阵发性夜间呼吸困难、端坐呼吸和急性肺水肿。

（2）心绞痛：60% 的患者有该症状。常由运动诱发，休息后缓解。部分患者同时患冠心病，进一步加重心肌缺血。

（3）晕厥：见于 1/3 的有症状患者。多发生于直立、运动中或运动后即刻，少数在休息时发生。均由于体循环动脉压下降，脑循环灌注压降低而出现脑缺血现象。

2. 体征

（1）心音：第一心音正常。由于左心室射血时间延长，第二心音常为单一性，严重狭窄者呈逆分裂。

（2）收缩期喷射性杂音：在第一心音稍后或紧随喷射音开始，止于第二心音前，在胸骨右缘第 2 肋间或左缘第 3 肋间最响，向颈动脉、胸骨左下缘和心尖区传导，常伴震颤。

（三）辅助检查

1. 心电图检查

左室肥厚伴 ST-T 继发性改变，房室传导阻滞和室内传导阻滞较常见。可有心房颤动或室性心律失常。

2. X 线检查

心影可正常或左心轻度增大。晚期右心扩大。

3. 超声心动图检查

超声心动图为明确诊断和判定狭窄程度的重要方法。可显示瓣叶数目、大小、增厚、钙化，收缩期呈圆拱状的活动度，交界处融合瓣口大小和形状等，还可判断狭窄程度。

（四）诊断要点

根据主动脉瓣区典型收缩期震颤及杂音，结合心电图、X 线检查，可基本确诊。超声心动图和心导管检查具有确诊价值。

四、主动脉瓣关闭不全

(一) 病因及发病机制

主动脉瓣关闭不全包括慢性关闭不全和急性关闭不全。其原因和发病机制如下。

1. 慢性主动脉瓣关闭不全

(1) 主动脉瓣疾病：包括风心病、感染性心内膜炎、先天性畸形、主动脉黏液样变性和强直性脊柱炎等。

(2) 主动脉根部扩张：包括梅毒性主动脉炎、马方综合征 (为遗传性结缔组织病，通常累及骨、关节、眼、心脏和血管)、强直性脊柱炎、特发性升主动脉扩张、严重高血压和动脉粥样硬化。

2. 急性主动脉瓣关闭不全

包括感染性心内膜炎、创伤、主动脉夹层、人工瓣膜破裂。

主动脉瓣关闭不全使心室在舒张期同时接受左心房流入的血液及从主动脉反流的血液，故左心室心搏量增加，发生左心室肥大和扩张，逐渐发展至左心衰竭，最后引起右心衰竭。

(二) 临床表现

1. 症状

(1) 急性：轻者可无症状，重者出现急性左心衰竭和低血压。

(2) 慢性：可多年无症状，甚至可耐受运动。最先出现与心搏量增多有关的心前区不适、心悸、头部强烈搏动感等症状，晚期出现左心衰竭的表现。心绞痛较主动脉瓣狭窄时少见。常有体位性头晕。

2. 体征

收缩压升高，舒张压降低及脉压增大。外周血管征常见，包括随心脏搏动的点头征 (即 De Musset 征)、颈动脉及桡动脉扪及水冲脉、毛细血管搏动征、股动脉枪击音等。心尖搏动增强，向左下移动，呈抬举性。重度反流患者心尖区也可闻及舒张期隆隆样杂音，是由于从主动脉逆流至左心房的血流冲击二尖瓣，使它在舒张期不能很好地开放所致 (称 Austin-Flint 杂音)。

3. 并发症

左心衰竭为其主要并发症，亚急性感染性心内膜炎、室性心律失常也较常见。

(三) 辅助检查

1. 心电图检查

电轴左偏，左心室肥大和劳损，后期可有心室内传导阻滞等改变。

2. X 线检查

可显示不同程度的左心室扩大。心影呈靴形，主动脉弓突出，并有显著搏动。

3. 超声心动图检查

二维超声示左心室内径及左心室流出道增宽，主动脉根部内径增大；脉冲多普勒和彩色多普勒血流显像在主动脉瓣的心室侧可探及全舒张期高速射流，此为最敏感的确定主动脉瓣反流的方法。

4. 主动脉造影检查

无创技术不能确诊时，可选择主动脉造影确诊。

（四）诊断要点

根据典型的主动脉瓣关闭不全的舒张期杂音、周围血管征、X线表现及心电图变化可基本诊断。超声心动图和主动脉造影有助确诊。

五、瓣膜疾病的治疗与护理

（一）治疗要点

首先应着重预防和治疗风湿热，使心脏瓣膜免受损害。一旦瓣膜损害形成，应积极控制和预防风湿活动以免病情加重。

1. 内科治疗

（1）抗风湿治疗，预防风湿热复发。可给予苄星青霉素120万单位肌内注射。

（2）无症状、心功能正常者无需特殊治疗，但应定期随诊。

（3）并发心房颤动者应控制心室率，以防诱发心力衰竭或栓塞。心力衰竭者应限制钠盐摄入，使用血管紧张素转换酶抑制剂、利尿剂和洋地黄类药物。

（4）抗凝治疗：华法林适用于慢性心房颤动、有栓塞史或左心房附壁血栓、人工瓣膜置换术后等。

2. 外科治疗

主要有人工瓣膜置换术，另外二尖瓣狭窄者还可以行闭式分离术和直视分离术。

3. 介入治疗

主要针对二尖瓣狭窄、肺动脉瓣狭窄、主动脉瓣狭窄患者，可行经皮球囊瓣膜成形术。

（二）护理评估

1. 病史评估

了解患者有无风湿热或反复的链球菌感染史。

2. 身体评估

评估各瓣膜损害的相应临床表现，如二尖瓣狭窄患者有"二尖瓣面容"等。了解患者呼吸困难发作与缓解方式，睡眠情况等。评估水肿部位及程度，患者体重等。评估心脏搏动的速率、节律、强弱，有无奔马律、二尖瓣开放拍击音及病理性杂音等。了解患者活动受限、生活自理的程度。

3. 心理与社会评估

评估患者及家属有无焦虑，对疾病的了解程度。患者家庭经济状况及社会支持系统。

4. 辅助检查的评估

了解实验室检查、X线检查、心电图检查、超声检查的结果。

（三）护理诊断/问题

1. 体温过高

与风湿活动或合并感染有关。

2. 活动无耐力

与心功能不全致氧的供需失调及心律失常等有关。

3. 潜在并发症

包括心力衰竭、心绞痛、心律失常、感染性心内膜炎、猝死、栓塞等。

4. 焦虑

与担心疾病预后、工作、生活与前途有关。

5. 家庭应对无效

与长期患病，经济负担过重而产生负面情绪有关。

（四）护理措施

1. 一般护理

（1）环境：保持病室环境清洁，空气流通、温暖、干燥，阳光充足。

（2）休息与活动：症状较重、心功能差者应卧床休息。症状较轻者可适量活动，但应避免过度劳动。出汗后及时更换衣物，保证皮肤清洁干燥。

（3）饮食护理：给予清淡、易消化、高蛋白、高热量、富含维生素的食物，控制钠盐摄入。保证口腔黏膜完整，口腔清洁，餐后、睡前用漱口水漱口。

2. 病情观察

（1）体温过高：每4小时测量一次体温，发热患者注意热型。观察有无风湿活动的表现，如皮肤环形红斑、皮下结节、关节红肿及疼痛不适等。

（2）心力衰竭：监测生命体征，评估患者有无呼吸困难、乏力、食欲下降、少尿等症状。检查有无肺部湿啰音、肝肿大、下肢水肿等体征。

（3）栓塞：观察有无栓塞症状及体征，如突发头痛、胸痛、腹痛、腰痛、脑膜刺激征、皮肤颜色、温度及外周动脉搏动异常等情况。

（4）输液护理：准确记录24小时出入量，严格控制输液量及滴速，做好详细的护理记录。

3. 用药护理

遵医嘱给予抗生素及抗风湿治疗，观察药物作用与不良反应。服用抗凝剂可减少附壁血栓的形成，注意观察患者有无胃肠道反应及脑出血的症状。应用强心、利尿等药物治疗时应注意观察药物的疗效与不良作用。

4. 症状及体征护理

（1）体温过高：体温超过38.5 ℃时给予物理降温或遵医嘱给予药物降温，半小时后重测体温并记录降温效果。

（2）密切观察有无栓塞征象。

5. 健康教育

（1）疾病知识指导：向患者及家属提供有关疾病形成的知识，鼓励患者树立信心，做好长期与疾病作斗争以控制病情进展的思想准备。告诉患者坚持按医嘱服药的重要性，并定期门诊复查。有手术适应证者劝患者早日择期手术，提高生活质量，以免失去最佳手术时机。

（2）预防感染：尽可能改善居住环境中潮湿、阴暗等不良条件，保持室内空气流通、温暖、干燥、阳光充足。日常生活中适当锻炼，加强营养，提高机体抵抗力。注意防寒保暖，避免感冒，避免与上呼吸道感染、咽炎患者接触。在拔牙、内镜检查、导尿术、分娩、人工流产等手术操作前应告知医生风心病史，以便预防性使用抗生素，劝告反复发作扁桃体炎者在风湿活动控制后 2~4 个月手术摘除扁桃体。

（3）避免诱因：避免重体力劳动、剧烈运动或情绪激动。育龄妇女要根据心功能情况在医生指导下选择好妊娠与分娩时机，病情较重者避免妊娠与分娩。

（李明慧）

第四章

呼吸内科疾病护理

第一节　急性上呼吸道感染

急性上呼吸道感染是鼻腔、咽或喉部急性炎症的总称。一般病情较轻，病程较短，预后良好。但由于发病率高，具有一定的传染性，应积极防治。

一、病因与发病机制

急性上呼吸道感染 70%～80% 由病毒引起。常见病毒有流感病毒、副流感病毒、鼻病毒、腺病毒、呼吸道合胞病毒等。由于感染病毒类型较多，又无交叉免疫，人体产生的免疫力较弱且短暂，同时在健康人群中有病毒携带者，故一个人可有多次发病。细菌感染可伴发或继病毒感染之后发生，最常见为溶血性链球菌，其次为流感嗜血杆菌、肺炎球菌和葡萄球菌等。偶见革兰阴性杆菌。当全身或呼吸道局部防御功能降低，尤其是老幼体弱或有慢性呼吸道疾病者更易患病，原已存在于上呼吸道或从外入侵的病毒或细菌迅速繁殖，通过含有病毒的飞沫或被污染的用具传播，引起发病。

二、临床表现

1. 普通感冒

以鼻咽部卡他症状为主要表现，俗称"伤风"，又称急性鼻炎或上呼吸道卡他。起病较急，早期有咽干、咽痒或烧灼感，同时或数小时后有打喷嚏、鼻塞、流清水样鼻涕，2～3日后分泌物变稠，伴咽痛、耳咽管炎、流泪、味觉迟钝、声嘶、少量咳嗽、低热不适、轻度畏寒和头痛。检查可见鼻腔黏膜充血、水肿、有分泌物，咽部轻度充血。本病常能自限，一般经 5～7 日痊愈。

2. 病毒性咽炎和喉炎

临床特征为咽部发痒和灼热感、声嘶、讲话困难、咳嗽时胸骨下疼痛，咳嗽、无痰或痰呈黏液性，有发热和乏力，可闻及干啰音或湿啰音。伴有咽下疼痛时，常提示有链球菌感染，体检发现咽部明显充血和水肿、局部淋巴结肿大且触痛，提示流感病毒和腺病毒感染，腺病毒咽炎可伴有眼结合膜炎。

3. 疱疹性咽峡炎

常为柯萨奇病毒 A 引起，夏季好发。临床表现有明显咽痛、发热，病程约 1 周。可见咽部充血，软腭、腭垂、咽及扁桃体表面可见灰白色疱疹和浅表溃疡，周围有红晕。多见于儿童，偶见于成人。

4. 咽结膜热

主要由柯萨奇病毒、腺病毒等引起。常发生于夏季，多与游泳有关，儿童多见。表现为发热、咽痛、畏光、流泪、咽及结合膜明显充血。病程约4~6日。

5. 细菌性咽—扁桃体炎

最常见为溶血性链球菌感染所致，其次为流感嗜血杆菌、肺炎球菌、葡萄球菌等引起。起病迅速，咽痛明显，畏寒发热，体温可高达39 ℃以上。检查可见咽部明显充血，扁桃体充血肿大，表面有黄色点状渗出物，颌下淋巴结肿大、压痛，肺部无异常体征。

本病可并发急性鼻窦炎、中耳炎、急性气管—支气管炎，部分患者可继发心肌炎、肾炎、风湿性关节炎等。

三、辅助检查

1. 血常规检查

病毒感染者白细胞正常或偏低，淋巴细胞比例升高；细菌感染者白细胞计数和中性粒细胞增高，可有核左移现象。

2. 病原学检查

可做病毒分离和病毒抗原的血清学检查，确定病毒类型，以区别病毒和细菌感染。做细菌培养及药物敏感试验，可判断细菌类型，并可指导临床用药。

3. X 线检查

胸部 X 线多无异常改变。

四、治疗

1. 对症治疗

选用抗感冒复合剂或中成药减轻发热、头痛，减少鼻、咽充血和分泌物，如对乙酰氨基酚（扑热息痛）、银翘解毒片等。干咳者可选用右美沙芬、喷托维林（咳必清）等；咳嗽有痰可选用复方氯化铵合剂、溴己新（必嗽平）或雾化祛痰。咽痛者可含服喉片或草珊瑚片等。气喘者可用平喘药，如特布他林、氨茶碱等。

2. 抗病毒药物

早期应用抗病毒药有一定疗效，可选用利巴韦林、奥司他韦、金刚烷胺、吗啉胍和抗病毒中成药等。

3. 抗菌药物

如有细菌感染，最好根据药物敏感试验选择有效抗菌药物治疗，常可选用大环内酯类、青霉素类、喹诺酮类及头孢菌素类。

五、护理诊断

1. 舒适的改变：鼻塞、流涕、咽痛、头痛

与病毒和（或）细菌感染有关。

2. 体温过高

与病毒和（或）细菌感染有关。

3. 清理呼吸道无效

与呼吸道感染、痰液黏稠有关。

4. 睡眠形态紊乱

与剧烈咳嗽、咳痰影响休息有关。

5. 潜在并发症

鼻窦炎、中耳炎、心肌炎、肾炎、风湿性关节炎。

六、护理措施

（一）一般护理

注意呼吸道患者的隔离，减少探视，防止交叉感染，患者咳嗽或打喷嚏时应避免对着他人。多饮水，补充足够的热量，给予清淡易消化、富含营养的食物。嘱患者适当卧床休息，特别是在发热期间。部分患者往往因剧烈咳嗽而影响正常的睡眠，可给患者提供容易入睡的休息环境，保持病室空气流通、适当的温度和湿度，周围环境安静，关闭门窗。指导患者运用促进睡眠的方式，如睡前泡脚、听音乐等。必要时可遵医嘱给予镇咳、祛痰或镇静药物。

（二）病情观察

注意疾病流行情况、鼻咽部发生的症状、体征及血常规和 X 线胸片改变。警惕并发症，如耳痛、耳鸣、听力减退、外耳道流脓等提示中耳炎；如发热、头痛剧烈，伴脓涕，鼻窦有压痛等提示鼻窦炎；如恢复期出现胸闷、心悸、眼睑水肿、腰酸和关节痛等提示心肌炎、肾炎或风湿性关节炎，应及时就诊。

（三）对症护理

1. 高热护理

密切监测体温，体温超过 37.5 ℃，应每 4 小时测体温 1 次，注意观察体温过高的早期症状和体征，体温突然升高或骤降时，应随时测量和记录，并及时报告医师。体温 >39 ℃时，应采取物理降温，如在额头上冷敷湿毛巾、温水擦浴、酒精擦拭、冰水灌肠等。如降温效果不好可遵医嘱选用适当的解热剂进行降温。患者出汗后应及时更换衣服和被褥，保持皮肤清洁和干燥，并注意保暖。鼓励多饮水。

2. 保持呼吸道通畅

保持呼吸道通畅，清除气管、支气管内分泌物，减少痰液在气管、支气管内的聚积。应指导患者采取舒适的体位，运用深呼吸进行有效咳嗽。注意咳痰情况，如痰的颜色、性状、量、气味及咳嗽的频率及程度。如痰液较多且黏稠，可嘱患者多饮水或遵医嘱给予雾化吸入治疗，以湿润气道，利于痰液排出。

（四）用药护理

应根据医嘱选用药物，并告知患者药物的作用、可能发生的不良反应和服药的注意事项，按时服药。应用抗生素者，注意观察有无迟发过敏反应发生。对于应用解热镇痛药者注意避免大量出汗引起虚脱等。发现异常及时就诊。

（五）心理护理

急性上呼吸道感染预后良好，多数患者于一周内康复，仅少数患者可因咳嗽迁延不愈而发展为慢性支气管炎，患者一般无明显心理负担。但如果咳嗽较剧烈，加之伴有发热，可能会影响患者的休息、睡眠，进而影响工作和学习，使患者产生急于缓解咳嗽等症状的焦虑情绪。护理人员应与患者进行耐心、细致的沟通，通过对病情的客观评价，解除患者的心理顾虑，去除不良心理反应，树立治疗疾病的信心。

（六）健康教育

1. 疾病知识指导

指导患者和家属了解引起疾病的诱发因素及本病的有关知识。机体抵抗力低，易咳嗽、咳痰的患者，寒冷季节或气候骤然变化时，应注意保暖，外出时可戴口罩，避免寒冷空气对气管、支气管的刺激。积极预防和治疗上呼吸道感染，症状改变或加重时应及时就诊。

2. 生活指导

平时应加强耐寒锻炼，增强体质，提高机体免疫力。生活要有规律，避免过度劳累。保持室内空气新鲜、阳光充足。少去人群密集的公共场所。戒烟酒。

（贾晓婷）

第二节 急性气管—支气管炎

急性气管—支气管炎是由生物、物理、化学刺激或过敏等因素引起的急性气管—支气管黏膜炎症，多为散发，无流行倾向，年老体弱者易患。临床表现主要为咳嗽和咳痰。多见于寒冷季节或气候突变时。

一、护理评估

1. 健康史

询问患者有无急性上呼吸道感染病史；有无接触过敏源史，如花粉、有机粉尘、真菌孢子、动物毛发排泄物或细菌蛋白质等；是否受寒冷天气影响等。

2. 身体评估

（1）症状：全身症状较轻，可伴低热、乏力、头痛及全身酸痛等，一般3～5日后消退。咳嗽、咳痰，先为干咳或咳少量黏液性痰，随后转为黏液脓性痰，痰量增多，咳嗽加剧，偶可痰中带血。咳嗽、咳痰可延续2～3周才消失，如迁延不愈，可演变为慢性支气管炎。如支气管发生痉挛，可出现程度不等的气促、喘鸣和胸骨后发紧感。

（2）体征：两肺呼吸音粗糙，可闻及散在干、湿啰音，啰音部位常不固定，咳嗽后可减少或消失。

3. 心理—社会状况

评估患者对疾病的重视程度；评估是否掌握疾病预防知识及注意事项；注意患者所伴随的相应的心理反应，如呼吸道症状导致社会适应能力的改变，胸闷、气短所引起的紧张和焦虑等心理状态改变。

4. 辅助检查

（1）血常规检查：白细胞总数及分类大多正常，细菌感染较重时，白细胞计数和中性粒细胞比例可增高。

（2）痰涂片或痰培养可发现致病菌。

（3）X线胸片检查多为正常或仅有肺纹理增粗。

二、治疗

治疗原则是止咳、祛痰、平喘和控制感染。

1. 抗菌治疗

如有细菌感染，应及时应用抗生素。可以首选大环内酯类、青霉素类，也可选用头孢菌素或喹诺酮类等药物。

2. 对症治疗

对发热头痛者，选用解热镇痛药；咳嗽无痰者，可用止咳药；痰液黏稠不易咳出者，可用祛痰药，也可以用雾化吸入法祛痰，如有支气管痉挛，可用支气管扩张药。

三、护理措施

1. 环境

提供整洁舒适、阳光充足的环境，保持室内空气新鲜，定时通风，但应避免对流，以免患者受凉，维持适宜的温湿度。

2. 饮食护理

提供高蛋白、高维生素、高热量的清淡饮食，禁食辛辣、有刺激性和过于油腻的食物。鼓励患者多饮水，每日保证饮水量在1 500 mL以上，充足的水分可保证呼吸道黏膜的湿润和病变黏膜的修复，有利于痰液的稀释和排出。

3. 避免诱因

注意保暖；避免尘埃、烟雾等不良刺激；适当休息，避免疲劳。如有发热，发热期间应卧床休息。

4. 用药护理

按医嘱正确、及时给予祛痰、止咳、解痉、平喘药及抗生素，注意观察药物的疗效和不良反应，如使用抗生素可引起过敏反应及大便秘结，祛痰药可致胃部不适及食欲减退等。

5. 病情观察

注意观察体温的变化及咳嗽、咳痰情况，注意有无胸闷、气促等症状，详细记录痰液的色、量、性状及气味。指导患者正确留取痰液标本并及时送检，为诊断与治疗提供可靠的依据。

6. 促进有效排痰

指导有效咳痰、排痰。痰液黏稠不易咳出时，可按医嘱予以雾化吸入。年老、体弱者协助翻身，拍背。

7. 心理护理

关心体贴患者，解除患者的焦虑情绪。

四、健康教育

1. 宣教

向患者及家属讲解有关病因及诱因、发病过程、预后的知识，以稳定其情绪。帮助患者了解本病的治疗要点，强调多喝水的重要性，指导合理饮食、休息与活动，保证足够的营养、充足的睡眠，避免疲劳，有利于疾病的恢复。指导患者遵医嘱用药，帮助患者了解所用药物的作用及不良反应。告知患者如2周后症状仍持续存在，应及时就诊。

2. 避免诱因指导

保持居室空气新鲜、流通，适宜的温度和湿度，注意保暖，防治感冒。做好劳动保护，加强环境卫生，避免粉尘、刺激性气体及烟雾等有害因素的刺激。避免过度劳累。吸烟者劝其戒烟。

3. 活动与运动指导

平时生活要有规律，进行适当的耐寒训练，开展体育锻炼，以增强体质。

（罗云霞）

第三节　支气管扩张

支气管扩张是指直径大于2 mm的支气管由于管壁的肌肉和弹性组织破坏引起的慢性异常扩张。主要由于支气管及其周围组织的慢性炎症和支气管阻塞，引起支气管管壁肌肉和弹性组织的破坏，导致支气管管腔扩张和变形。临床上主要表现为慢性咳嗽伴大量脓痰和（或）反复咯血。

婴幼儿麻疹、百日咳、支气管肺炎等感染，是支气管—肺组织感染和阻塞所致的支气管扩张最常见的原因。随着人民生活水平的提高，麻疹、百日咳疫苗的预防接种，以及抗生素的临床应用，本病的发病率大为降低。

一、护理评估

1. 健康史

详细询问患者既往是否有麻疹、百日咳、支气管肺炎迁延不愈，有无反复发作的呼吸道感染病史。

2. 身体状况

评估内容如下。

（1）主要症状。

1）慢性咳嗽、大量脓痰：咳嗽、咳痰与体位改变有关，晨起及晚间卧床改变体位时咳嗽明显、痰量增多。感染急性发作时，黄绿色脓痰明显增加，一日达数百毫升；如有厌氧菌混合感染时，痰有恶臭味，呼吸有臭味。痰液收集于玻璃瓶中静置后分为四层：上层为泡沫，下悬脓性成分，中层为浑浊黏液，下层为坏死组织沉淀物。

2）反复咯血：50%~70%的患者反复咯血，量不等，从痰中带血至大咯血，咯血量与病情程度、病变范围不一致。部分患者仅有反复咯血，临床上称为"干性支气管扩张"，常见于结核性支气管扩张，病变多发生在引流良好的上叶支气管，且不易感染。

3）反复肺部感染：其特征是同一肺段反复发生肺炎并迁延不愈。这是由于扩张的支气管清除分泌物的功能丧失，引流差，易于反复发生感染。

4）全身中毒症状：反复的肺部感染引起全身中毒症状，出现间歇发热或高热、乏力、食欲减退、盗汗、消瘦、贫血等，严重者出现气促或发绀。

（2）体征：早期或干性支气管扩张无异常肺部体征。典型体征是在两肺下方持续存在的粗、中湿啰音，咳嗽、咳痰后啰音可暂时消失，以后又出现。结核引起的支气管扩张，湿啰音多位于肩胛间区，有时可伴哮鸣音。部分慢性患者可出现杵状指（趾）、贫血，肺功能严重下降的患者活动后可出现发绀等。

3. 心理—社会状况

支气管扩张是长期反复感染的慢性疾病，病程长，发病年龄较轻，给患者的学习、工作甚至婚姻问题带来影响，尤其病情迁延反复，检查治疗收效不显著，患者出现悲观、焦虑情绪。痰多、有口臭的患者，在心理上产生极大压力，表现自卑、孤独、回避。若突然大咯血，又可出现精神紧张、恐惧等表现。

4. 辅助检查

（1）胸部 X 线检查：早期轻者一侧或双侧肺纹理有增多、增粗现象；典型 X 线表现为粗乱肺纹理中有多个不规则的蜂窝状透亮阴影或沿支气管的卷发状阴影，感染时阴影内出现液平面。

（2）胸部 CT 检查：显示管壁增厚的柱状扩张或成串成簇的囊样改变。

（3）支气管造影检查：是诊断支气管扩张的主要依据，可确诊本病，确定病变部位、性质、范围、严重程度，为治疗或手术切除提供重要参考依据。

（4）纤维支气管镜检查：明确出血、扩张或阻塞部位，还可进行活检、局部灌洗、局部止血，取冲洗液做微生物检查。

（5）实验室检查：继发肺部感染时白细胞总数和中性粒细胞比例增多。痰涂片或痰培养发现致病菌。

二、治疗

治疗原则是控制呼吸道感染，保持呼吸道引流通畅，处理咯血，必要时手术治疗。

1. 控制感染

是急性感染期的主要治疗措施。急性感染时根据病情、痰培养及药物敏感试验选用敏感抗生素控制感染。

2. 加强痰液引流

痰液引流和抗生素治疗同样重要，可保持气道通畅，减少继发感染和减轻全身中毒症状。主要治疗方法有物理治疗法、药物祛痰法、纤维支气管镜吸痰法等。

3. 手术治疗

适用于病灶范围较局限，全身情况较好，经药物治疗仍有反复大咯血或感染者。根据病变范围行肺段或肺叶切除术；病变范围广泛或伴有严重心、肺功能障碍者不宜手术治疗。

4. 咯血处理

少量咯血给予药物止血。大量咯血时常用垂体后叶素缓慢静脉注射，经药物治疗无效者，行支气管动脉造影，根据出血小动脉的定位，注入吸收性明胶海绵或聚乙烯醇栓或行栓塞止血。

三、护理措施

1. 一般护理

（1）急性感染或病情严重者卧床休息；保持室内空气流通，维持适宜的温度、湿度，注意保暖；使用防臭、除臭剂，消除室内异味。避免到空气污染的公共场所，戒烟，避免接触呼吸道感染患者。

（2）加强营养，摄入总热量以不低于 3 000 kcal/d 为宜，指导患者多进食肉类、蛋类、豆类及新鲜蔬菜、水果等高蛋白、高热量及富含维生素和矿物质的饮食，增强机体抵抗力。高热者给予物理降温，鼓励患者多饮水，保证摄入足够的水分，饮水量在 1.5~2 L/d，利于痰液稀释，易于咳出。大咯血时应暂禁食。

2. 病情观察

观察患者咳嗽，咳痰的量、颜色、黏稠度及痰液的气味，咳嗽、咳痰与体位的关系。有无咯血，以及咯血的量、性质。有无胸闷、气急、烦躁不安、面色苍白、神色紧张、出冷汗等异常表现，并密切观察患者体温、心率、呼吸、血压的变化，警惕窒息的发生。

3. 体位引流护理

体位引流是利用重力作用促使呼吸道分泌物流入支气管、气管而排出体外。有助于排除积痰，减少继发感染和全身中毒症状。对痰多、黏稠而不易排除者，其作用有时不亚于抗生素，具体措施如下。

（1）引流前向患者说明体位引流的目的及操作过程，消除顾虑，取得患者的合作。

（2）根据病变部位及患者自身体验，采取相应体位。原则上抬高患肺位置，使引流支气管开口向下，同时辅以拍背，以借重力作用使痰液流出。

（3）引流宜在饭前进行，以免饭后引流导致呕吐。引流每日 1~3 次，每次 15~20 分钟，时间安排在早晨起床时、晚餐前及睡前。

（4）引流过程中鼓励患者做深呼吸及有效咳嗽，以利于痰液排出；同时注意观察患者反应，如出现咯血、头晕、发绀、呼吸困难、出汗、疲劳等症状，及时停止。

（5）对痰液黏稠者，先用生理盐水超声雾化吸入或服用祛痰药（氯化铵、溴己新等），以稀释痰液，提高引流效果。

（6）引流完毕，给予清水漱口，去除痰液气味，保持口腔清洁，记录排出的痰量和性质，必要时送检。引流过程中应有护士或家人的协助。

4. 预防咯血窒息的护理

（1）嘱少量咯血者卧床休息，大咯血患者绝对卧床休息，取侧卧位或头侧平卧位，避免窒息。

（2）准备好抢救物品（如吸引器、氧气、气管插管、气管切开包、鼻导管、喉镜、止血药、呼吸兴奋剂、升压药及备血等）。

（3）如果发现患者咯血时突然出现胸闷、气急、发绀、烦躁、神色紧张、面色苍白、冷汗、坐起等，应怀疑患者发生了窒息，立即通知医师。同时让患者侧卧取头低脚高位，轻拍背部，协助将血咯出。无效时可直接用鼻导管抽吸，必要时行气管插管或气管切开，以解除呼吸道梗阻。

（4）发生大咯血时，安慰患者，嘱其保持镇静，不能屏气，将血轻轻咯出。

5. 心理护理

以尊重、亲切的态度，多与患者交谈，给予心理支持，帮助患者树立治疗信心，消除紧张、焦虑情绪；发生大咯血时，守护在患者身边，安慰患者，轻声、简要解释病情，减轻患者的紧张情绪，消除恐惧感，告知患者心情放松有利止血，并配合治疗。

四、健康教育

（1）做好麻疹、百日咳等呼吸道传染性疾病的预防接种工作，积极防治支气管肺炎、肺结核等呼吸道感染；治疗上呼吸道的慢性病灶，如扁桃体炎、鼻窦炎、龋齿等，减少呼吸道反复感染的机会。急性感染期，选用有效的抗生素，防止病情加重。注意口腔清洁卫生，用复方硼酸溶液漱口，一日数次。痰液经灭菌处理或焚烧。

（2）锻炼身体，避免受凉，减少刺激性气体吸入，务必戒烟。

（3）教会患者体位引流的方法和选择体位的原则，如两上肺叶的病变，选择坐位或头高脚低的卧位；中、下肺叶的病变，选择头低脚高的健侧卧位。体位的选择不宜刻板，患者还可根据自身体验（有利于痰液排除的体位）选择最佳的引流体位。指导患者和家属掌握有效咳嗽、雾化吸入的方法，观察感染、咯血等症状，以及引流过程中不良反应的处理，一旦症状加重，及时就诊。

（4）向患者说明咯血量的多少与病情程度不一定成正比，咯血时不要惊慌，及时就诊。

（5）对合并肺气肿患者应进行呼吸功能锻炼。

（谢宏燕）

第四节　慢性阻塞性肺疾病

慢性阻塞性肺疾病（COPD）是一种具有气流受限特征的可以预防和治疗的疾病，气流受限不完全可逆，呈进行性发展，与肺部对香烟烟雾等有害气体或有害颗粒的异常炎症反应有关。COPD 主要累及肺脏，但也可引起全身（或称肺外）的不良效应。

COPD 与慢性支气管炎和肺气肿密切相关。通常，慢性支气管炎是指在除外慢性咳嗽的其他已知原因后，患者每年咳嗽、咳痰 3 个月以上，并连续两年者。肺气肿则指肺部终末细支气管远端气腔出现异常持久的扩张，并伴有肺泡壁和细支气管的破坏而无明显的肺纤维化。当慢性支气管炎、肺气肿患者肺功能检查出现气流受限，并且不能完全可逆时，则能诊断为 COPD。如患者只有"慢性支气管炎"和（或）"肺气肿"，而无气流受限，则不能诊断为 COPD。

COPD 由于其患者数多，死亡率高，社会经济负担重，已成为一个重要的公共卫生问题。COPD 目前居全球死亡原因的第 4 位，世界银行/世界卫生组织公布，至 2020 年 COPD 将位居世界疾病经济负担的第 5 位。在我国，COPD 同样是严重危害人民身体健康的重要慢性呼吸系统疾病。

一、护理评估

1. 健康史

评估患者慢性支气管炎等既往呼吸道感染的病史，注意询问吸烟史。评估患者的生活环境和职业，是否长期接触有害物质及生产劳动环境。评估既往健康情况，有无慢性肺部疾病，此次患病的起病情况、表现特点和诊治经过等。

2. 病史特征

COPD患病过程应有以下特征。

（1）吸烟史：多有长期较大量吸烟史。

（2）职业性或环境有害物质接触史：如较长期粉尘、烟雾、有害颗粒或有害气体接触史。

（3）家族史：COPD有家族聚集倾向。

（4）发病年龄及好发季节：多于中年以后发病，症状好发于秋冬寒冷季节，常有反复呼吸道感染及急性加重史。随病情进展，症状急性加重且发作渐频繁。

（5）慢性肺源性心脏病史：COPD后期出现低氧血症和（或）高碳酸血症，可并发慢性肺源性心脏病和右心衰竭。

3. 身体评估

评估内容如下。

（1）症状。

1）慢性咳嗽：通常为首发症状。初起咳嗽呈间歇性，早晨较重，以后早晚或整日均有咳嗽，但夜间咳嗽并不显著。少数病例咳嗽不伴咳痰。也有部分病例虽有明显气流受限但无咳嗽症状。

2）咳痰：咳嗽后通常咳少量黏液性痰，部分患者在清晨较多。合并感染时痰量增多，常有脓性痰。

3）气短或呼吸困难：这是COPD的标志性症状，是使患者焦虑不安的主要原因，早期仅于劳力时出现，后逐渐加重，以致日常活动甚至休息时也感气短。

4）喘息和胸闷：不是COPD的特异性症状。部分患者特别是重度患者有喘息。胸部紧闷感通常于劳力后发生，与呼吸费力、肋间肌等容性收缩有关。

5）全身性症状：在疾病的临床过程中，特别在较重患者，可能会发生全身性症状，如体重下降、食欲减退、外周肌肉萎缩和功能障碍、精神抑郁和（或）焦虑等。

（2）体征：COPD早期体征可不明显，随疾病进展，常有以下体征。

1）视诊及触诊：胸廓形态异常，包括胸部过度膨胀、前后径增大、剑突下胸骨下角（腹上角）增宽及腹部膨凸等；常见呼吸变浅。频率增快，辅助呼吸肌如斜角肌及胸锁乳突肌参加呼吸运动，重症可见胸腹矛盾运动。患者不时采用缩唇呼吸以增加呼出气量。呼吸困难加重时常采取前倾坐位。低氧血症者可出现黏膜及皮肤发绀，伴右心衰竭者可见下肢水肿、肝脏增大。

2）叩诊：由于肺过度充气使心浊音界缩小，肺肝界降低，肺叩诊可呈过度清音。

3）听诊：两肺呼吸音可减低，呼气相延长，平静呼吸时可闻及干啰音，两肺底或其他肺野可闻及湿啰音；心音遥远，剑突部心音较清晰响亮。

4. 临床分期

COPD 病程可分为急性加重期与稳定期。

（1）急性加重期：是指患者出现超越日常状况的持续恶化，并需改变基础 COPD 的常规用药者。通常在疾病过程中，患者短期内咳嗽、咳痰、气短和（或）喘息加重，痰量增多，呈脓性或黏脓性，可伴发热等炎症明显加重的表现。

（2）稳定期：则指患者咳嗽、咳痰、气短等症状稳定或轻微。

5. 心理—社会状况

由于病程长，病情反复发作，健康状况每况愈下，患者出现逐渐加重的呼吸困难，导致劳动能力逐渐丧失，同时也带来较重的精神负担和经济负担，患者易出现焦虑、悲观、沮丧等心理反应，甚至对治疗失去信心。病情一旦发展到影响工作和生活时，患者容易产生自卑和孤独的心理。

6. 辅助检查

（1）肺功能检查：肺功能检查是判断气流受限的客观指标，其重复性好，对 COPD 的诊断，严重程度评价，疾病进展、预后及治疗反应判断等均有重要意义。气流受限是以第一秒用力呼气量（FEV_1）占用力肺活量百分比（FEV_1/FVC）降低来确定的。FEV_1/FVC 是 COPD 的一项敏感指标，可检出轻度气流受限。FEV_1 占预计值的百分比（$FEV_1\%$ 预计值）是中重度气流受限的良好指标，它变异性小，易于操作，应作为 COPD 肺功能检查的基本项目。

（2）胸部 X 线检查：X 线检查对确定肺部并发症及与其他疾病（如肺间质纤维化、肺结核等）鉴别有重要意义。COPD 早期 X 线胸片可无明显变化，以后出现肺纹理增多、紊乱等非特征性改变；主要 X 线体征为肺过度充气。并发肺动脉高压和肺源性心脏病时，除右心增大的 X 线征外，还可有肺动脉圆锥膨隆、肺门血管影扩大及右下肺动脉增宽等。

（3）动脉血气分析：血气异常首先表现为轻中度低氧血症。随疾病进展，低氧血症逐渐加重，并出现高碳酸血症。

（4）其他检查：低氧血症时，血红蛋白及红细胞可增高。并发感染时外周血白细胞增高，核左移，痰培养可检出各种病原菌，常见者为肺炎链球菌、流感嗜血杆菌、卡他莫拉菌、肺炎克雷白杆菌等。

二、治疗

1. COPD 稳定期治疗

（1）治疗目的。

1）减轻症状，阻止病情发展。

2）缓解或阻止肺功能下降。

3）改善活动能力，提高生活质量。

4）降低病死率。

（2）教育与管理。主要内容包括：①教育与督促患者戒烟；②使患者了解 COPD 的病理生理与临床基础知识；③掌握一般和某些特殊的治疗方法；④学会自我控制病情的技巧，如腹式呼吸及缩唇呼吸等；⑤了解赴医院就诊的时机；⑥社区医生定期随访管理。

（3）控制职业性或环境污染。避免或防止粉尘、烟雾及有害气体吸入。

（4）药物治疗。根据疾病的严重程度，逐步增加治疗，如果没有出现明显的药物不良反应或病情恶化，应在同一水平维持长期的规律治疗。根据患者对治疗的反应及时调整治疗方案。

1）支气管舒张剂：是控制 COPD 症状的主要治疗措施。主要的支气管舒张剂有 β_2 受体激动剂、抗胆碱药及甲基黄嘌呤类。

2）糖皮质激素：长期规律吸入糖皮质激素较适用于 $FEV_1 < 50\%$ 预计值（Ⅲ级和Ⅳ级）并且有临床症状以及反复加重的 COPD 患者。目前常用剂型有沙美特罗+氟替卡松、福莫特罗+布地奈德。

3）其他：有祛痰药、抗氧化剂、免疫调节剂、流感疫苗、中药。

（5）氧疗。COPD 稳定期进行长期家庭氧疗对具有慢性呼吸衰竭的患者可提高生存率。对血流动力学、血液学特征、运动能力、肺生理和精神状态都会产生有益的影响。

（6）康复治疗。包括呼吸生理治疗、肌肉训练、营养支持、精神治疗与教育等多方面措施。

（7）外科治疗。包括肺大疱切除术、肺减容术和肺移植术。

2. COPD 急性加重期的治疗

（1）确定 COPD 急性加重的原因。

（2）COPD 急性加重的诊断和严重性评价。

（3）院外治疗：对于 COPD 加重早期，病情较轻的患者可以在院外治疗，但需注意病情变化，及时决定送医院治疗的时机。院外治疗包括适当增加以往所用支气管舒张剂的剂量及频度。口服糖皮质激素，也可糖皮质激素联合长效 β_2 受体激动剂雾化吸入治疗。咳嗽痰量增多并呈脓性时应积极给予抗生素治疗。

（4）住院治疗：COPD 加重期主要的治疗方案如下。

1）根据症状、血气分析、胸部 X 线片等评估病情的严重程度。

2）控制性氧疗：氧疗是 COPD 加重期住院患者的基础治疗。

3）抗生素：COPD 急性加重多由细菌感染诱发，故抗生素在 COPD 加重期治疗中具有重要地位。

4）支气管舒张剂：短效 β_2 受体激动剂较适用于 COPD 急性加重期的治疗。若效果不显著，建议加用抗胆碱药物。对于较为严重的 COPD 加重者，可考虑静脉滴注茶碱类药物。

5）糖皮质激素：在应用支气管舒张剂的基础上，口服或静脉滴注糖皮质激素。

6）机械通气：可通过无创或有创方式给予机械通气，根据病情需要，可首选无创性机械通气。

7）其他治疗措施：维持液体和电解质平衡，注意补充营养。

三、护理措施

1. 环境

提供整洁、舒适、阳光充足的环境。保持室内空气新鲜，定时通风，但应避免对流，以免患者受凉。维持适宜的温湿度。

2. 饮食护理

根据患者的病情和饮食习惯，给予高热量、高蛋白、高维生素的易消化饮食，食物宜清淡，避免油腻、辛辣。避免过冷、过热及产气食物，以防腹胀而影响膈肌运动。指导患者少食多餐，避免因过度饱胀而引起呼吸不畅。注意保持口腔清洁卫生，以增进食欲，补充机体必需营养物质，预防营养不良及呼吸肌疲劳的发生。便秘者，应鼓励多进食富含纤维素的蔬菜和水果。在患者病情允许时，鼓励患者多饮水，每日保证饮水量在 1 500 mL 以上，足够的水分可保证呼吸道黏膜的湿润和病变黏膜的修复，有利于痰液的稀释和排出。

3. 休息

急性加重期，卧床休息，协助患者取舒适体位，以减少机体消耗。稳定期可适当活动，帮助患者制定活动计划，活动应量力而行，循序渐进，以患者不感到疲劳为宜。

4. 病情观察

监测患者呼吸频率、节律、深度，以及呼吸困难的程度。监测生命体征，尤其是血压、心率和心律的变化。观察缺氧及 CO_2 潴留的症状和体征。密切观察患者咳嗽、咳痰情况。注意有无并发症的发生。监测动脉血气分析、电解质、酸碱平衡状况。

5. 保持呼吸道通畅

及时清除呼吸道分泌物，保持气道通畅，是改善通气，防止和纠正缺氧与 CO_2 潴留的前提。护理措施包括胸部物理疗法、湿化和雾化、机械吸痰及必要时协助医生建立人工气道。

6. 用药护理

遵医嘱正确、及时给药，指导患者正确使用支气管解痉气雾剂。长期或联合使用抗生素可导致二重感染，应注意观察。

7. 氧疗护理

在氧疗实施过程中，应注意观察氧疗效果，如吸氧后患者呼吸困难减轻、呼吸频率减慢、发绀减轻、心悸缓解，活动耐力增加或动脉血 PaO_2 达到 7.33 kPa 以上，$PaCO_2$ 呈逐渐下降趋势，显示氧疗有效。应根据动脉血气分析结果和患者的临床表现，及时调整吸氧流量或浓度，达到既保持氧疗效果，又防止氧中毒和 CO_2 麻醉的目的。注意保持吸入氧气的湿化，以免干燥的氧气对呼吸道产生刺激和气道黏液栓形成。输送氧气的导管、面罩、气管导管等应妥善固定，使患者感到舒适。所有吸氧装置均应定期消毒，保持其清洁与通畅，专人使用，预防感染和交叉感染。向患者家属交代氧疗的重要性，嘱其不要擅自停止吸氧或变动氧流量。特别是睡眠时氧疗不可间歇，以防熟睡时呼吸中枢兴奋性减弱或上呼吸道阻塞而加重低氧血症。

8. 呼吸功能锻炼

适合稳定期患者，其目的是使浅而快的呼吸变为深而慢的有效呼吸。进行腹式呼吸和缩唇呼吸等呼吸功能训练，能有效加强膈肌运动，提高通气量，减少耗氧量，改善呼吸功能，减轻呼吸困难，增加活动耐力。具体方法如下所示。

（1）腹式呼吸训练：指导患者采取立位、坐位或平卧位，左、右手分别放在腹部和胸前，全身肌肉放松，静息呼吸。吸气时，用鼻吸入，尽力挺腹，胸部不动；呼气时，用口呼出，同时收缩腹部，胸廓保持最小活动幅度，缓呼深吸，增加肺泡通气量。理想的呼气时间应是吸气时间的 2~3 倍，呼吸每分钟 7~8 次，反复训练，每次 10~20 分钟，每日 2 次。熟练后逐步增加次数和时间，使之成为不自觉的呼吸习惯。

（2）缩唇呼吸训练：用鼻吸气，用口呼气，呼气时口唇缩拢似吹口哨状，持续而缓慢地呼气，同时收缩腹部。吸与呼时间之比为 1 ∶ 2 或 1 ∶ 3，尽量深吸缓呼，呼吸每分钟 7~8 次，每次 10~15 分钟，每日 2 次。缩唇呼气使呼出的气体流速减慢，延缓呼气气流下降，防止小气道因塌陷而过早闭合，改善通气和换气。

9. *心理护理*

了解和关心患者的心理状况，经常巡视，患者在严重呼吸困难期间，护士应尽量在床旁陪伴或者将呼叫器放在患者易取之处，听到呼叫立即应答。允许患者提问和表达恐惧心理，让患者说出或写出引起焦虑的因素，教会患者自我放松等缓解焦虑的方法，也有利于缓解呼吸困难，改善通气。稳定期应鼓励患者生活自理及进行社交活动，以增强患者自信心。

四、健康教育

（1）了解 COPD 的概况，包括 COPD 的定义，气流受限特点，防控 COPD 的社会经济意义等。

（2）知道通过长期规范的治疗能够有效控制其症状，不同程度地减缓病情进展速度。

（3）了解 COPD 的病因，特别是吸烟的危害以及大气污染、反复发生上呼吸道感染等因素的作用。

（4）了解 COPD 的主要临床表现。

（5）了解 COPD 的诊断手段，以及如何评价相关检查结果，包括 X 线胸片和肺功能测定结果。

（6）知道 COPD 的主要治疗原则，了解常用药物的作用、用法和不良反应，包括掌握吸入用药技术。

（7）根据我国制定的 COPD 防治指南，结合患者的病程和病情，医患双方制定出初步的治疗方案，包括应用抗胆碱药物、茶碱和 β₂ 受体激动剂、必要时吸入糖皮质激素甚至短期口服激素，以后根据病情变化及治疗反应（包括肺功能测定指标）不断调整和完善，并制定出相应的随访计划。

（8）了解 COPD 急性加重的原因、临床表现及预防措施。病情急性加重时能进行紧急自我处理。

（9）知道在什么情况下应去医院就诊或急诊。

（10）学会最基本、切实可行的判断病情轻重的方法，如 6 分钟步行、登楼梯或峰流速测定。

（11）帮助至今仍吸烟者尽快戒烟并坚持下去，包括介绍戒烟方法，必要时推荐相关药品。

（12）介绍并演示一些切实可行的康复锻炼方法，如腹式呼吸、深呼吸、缩唇呼吸。

（13）对于符合指征且具备条件者，指导其开展长期家庭氧疗及家庭无创机械通气治疗。

（14）设法增强或调整患者的机体免疫力，减少 COPD 的急性加重，如接种肺炎疫苗和每年接种 1 次流感疫苗。

（马春霞）

第五章

消化内科疾病护理

第一节 贲门失弛缓症

贲门失弛缓症又称贲门痉挛、巨食管，是食管贲门部的神经肌肉功能障碍所致的食管功能性疾病。其主要特征是食管缺乏蠕动，食管下端括约肌（LES）高压和对吞咽动作的松弛反应减弱。食物滞留于食管腔内，逐渐导致伸长和屈曲，可继发食管炎，在此基础上可发生癌变，癌变率为2%～7%。

贲门失弛缓症的病因迄今不明。一般认为是神经肌肉功能障碍所致。其发病与食管肌层内Auerbach神经节细胞变性、减少或缺乏以及副交感神经分布缺陷有关，有研究认为与免疫因素有关。

一、临床表现

1. 吞咽困难

无痛性吞咽困难是最常见、最早出现的症状，占80%～95%。起病症状表现多较缓慢，但也可较急，多呈间歇性发作，常因情绪波动、发怒、忧虑、惊骇或进食生冷和辛辣等刺激性食物而诱发。

2. 食物反流和呕吐

发生率可达90%。呕吐多在进食后20～30分钟内发生，可将前一餐或隔夜食物吐出。呕吐物可混有大量黏液和唾液。当并发食管炎、食管溃疡时，反流物可含有血液。患者可因食物反流、误吸而引起反复发作的肺炎、气管炎，甚至支气管扩张或肺脓肿。

3. 疼痛

40%～90%的贲门失弛缓症患者有疼痛的症状，性质不一，可为闷痛、灼痛、针刺痛、割痛或锥痛。疼痛部位多在胸骨后及中上腹；也可在胸背部、右侧胸部、右胸骨缘以及左季肋部。疼痛发作有时酷似心绞痛，甚至舌下含硝酸甘油片后可获缓解。

4. 体重减轻

体重减轻与吞咽困难影响食物的摄取有关。病程长久者可有体重减轻、营养不良和维生素缺乏等表现，而呈恶病质者罕见。

5. 其他

贲门失弛缓症患者偶有食管炎所致的出血。在后期病例，极度扩张的食管可压迫胸腔内器官而产生干咳、气短、发绀和声嘶等。

二、辅助检查

1. 食管钡餐 X 线造影

吞钡检查可见食管扩张、蠕动减弱，食管末端狭窄呈鸟嘴状、狭窄部黏膜光滑，是贲门失弛缓症患者的典型表现。

Henderson 等将食管扩张分为 3 级：Ⅰ级（轻度），食管直径<4 cm；Ⅱ级（中度），直径 4~6 cm；Ⅲ级（重度），直径>6 cm，甚至弯曲呈 S 形。

2. 食管动力学检测

食管下端括约肌高压区的压力常为正常人的 2 倍以上，吞咽时下段食管和括约肌压力不下降。中上段食管腔压力也高于正常。

3. 胃镜检查

检查可排除器质性狭窄或肿瘤。在内镜下贲门失弛缓症表现特点如下。

（1）大部分患者食管内见残留中到大量积食，多呈半流质状态覆盖管壁，且黏膜水肿增厚致使失去正常的食管黏膜色泽。

（2）食管体部见扩张，并有不同程度的扭曲变形。

（3）管壁可呈节段性收缩环，似憩室膨出。

（4）贲门狭窄程度不等，直至完全闭锁不能通过。应注意的是，有时检查镜身通过贲门感知阻力不甚明显时易忽视该病。

三、治疗

贲门失弛缓症治疗的目的在于降低食管下端括约肌压力，使食管下段松弛，从而解除功能性梗阻，使食物顺利进入胃内。

1. 保守治疗

对轻度患者应解释病情，安定情绪，少食多餐，细嚼慢咽，并服用镇静解痉药物，如钙通道阻滞药（如硝苯地平等），部分患者症状可缓解。为防止睡眠时食物溢流入呼吸道，可用高枕或垫高床头。

2. 内镜治疗

随着微创观念的深入，新的医疗技术及设备不断涌现，内镜下治疗贲门失弛缓症得到广泛应用，并取得很多新进展。传统内镜治疗手段主要包括内镜下球囊扩张和支架植入、内镜下注射 A 型肉毒杆菌毒素、内镜下微波切开和硬化剂注射治疗等。

3. 手术治疗

对中重度及传统内镜下治疗效果不佳的患者应行手术治疗。贲门肌层切开术（Heller 手术）仍是目前最常用的术式。可经胸或经腹手术，也可在胸腔镜或者腹腔镜下完成。远期并发症主要是反流性食管炎，故有人主张附加抗反流手术，如胃底包绕食管末端 360°（Nissen 手术）、270°（Belsey 手术）、180°（Hill 手术）或将胃底缝合在食管腹段和前壁（Dor 手术）。

经口内镜下肌切开术（POEM）治疗贲门失弛缓症取得了良好的效果。POEM 手术无皮肤切口，通过内镜下贲门环形肌层切开，最大限度地恢复食管的生理功能并减少手术的并发症，术后早期即可进食，95%的患者术后吞咽困难得到缓解，且反流性食管炎的发生率低。由于 POEM 手术时间短，创伤小，恢复特别快，疗效可靠，可能是目前治疗贲门失弛缓症的最佳选择。

四、护理诊断

1. 疼痛

与胃酸、大量食物和分泌物长期滞留食管，刺激食管黏膜发生食管炎、食管溃疡以及基底内暴露的神经末梢有关。食管炎症可降低神经末梢的痛阈以及食管黏膜的抗反流防御机制。

2. 营养失调

与吞咽困难，因胸骨后不适惧怕进食有关。

3. 焦虑

与病程长、症状反复、生活质量降低有关。

4. 窒息

与食物难以通过狭窄的贲门，食物积聚发生呕吐，食物反流误入气管有关。

五、护理措施

1. 一般护理

（1）指导患者少量多餐，每 2~3 小时 1 餐，每餐 200 mL，避免食物温度过低或过高，注意细嚼慢咽，减少食物对食管的刺激。

（2）禁食酸、辣、煎炸、生冷食物，忌烟酒。

（3）指导服药及用药方法，常用药物有硝苯地平（心痛定）、异山梨酯（消心痛）、多潘立酮、西沙必利等。颗粒药片一定碾成粉末，加凉开水冲服。

（4）介绍食管—贲门失弛缓症的基本知识，让患者了解疾病的发展过程和预后。

2. 疼痛护理

遵医嘱给予硝酸甘油类药物，其有弛缓平滑肌作用，改善食管的排空。

3. 内镜下球囊扩张术术前护理

（1）告知患者球囊扩张治疗不需开刀，痛苦少，改善症状快，费用低。

（2）详细介绍球囊扩张术的操作过程及注意事项。尽可能让患者与已治愈的患者进行咨询、交流，以消除其顾虑、紧张的情绪，主动配合医师操作，达到提高扩张治疗成功率的目的。

（3）术前一日进食流质饮食，术前禁食 12 小时，禁水 4 小时。对部分病史较长、食管扩张较严重者需禁食 24~48 小时。

4. 内镜下球囊扩张术术后护理

（1）术后患者应绝对卧床休息，取半卧位或坐位，平卧及睡眠时也要抬高头部 15°~30°，防止胃食物反流。

（2）术后 12 小时内禁食。12 小时后患者若无不适可进温凉流食，术后 3 日进固体食物。

（3）餐后 1~2 小时内不宜平卧，进食时尽量取坐位。

5. 并发症观察

内镜下球囊扩张术的并发症主要有出血、感染、穿孔等。术后应严密监测生命体征，密切观察患者胸痛的程度、性质、持续时间。注意观察有无呕吐及呕吐物，以及粪便的颜色及性质。轻微胸痛及少量黑便一般不需特殊处理，1~3 日会自行消失。

六、健康教育

1. 介绍疾病知识

贲门失弛缓症是一种原发的病因不明的食管运动功能障碍性疾病，而且不易治愈。其特性是食管体部及食管下端括约肌（LES）解剖区域分布的神经损害所致。贲门失弛缓症是临床上较少见的疾病，很难估计其发病率及流行病情况，因为有的患者临床症状很轻微而没有就诊。许多学者的流行病学研究都是回顾性的，一般认为其发生率为每年（0.03~1.5）/10 万人，且无种族、性别差异，发病年龄有两个峰值，即 20~40 岁及 70 岁。贲门失弛缓症如果不治疗，其症状会逐渐加重。因此，早期进行充分的治疗能减轻疾病的进展，并防止发生并发症。另外，如果不改善食管 LES 排空障碍，减轻梗阻可能会使病情恶化导致巨食管症。

2. 饮食指导

（1）内镜下球囊扩张术后患者在恢复胃肠道蠕动后，可先口服少许清水进行观察，然后进食半量流食，少食多餐，无特殊不适，逐步进全量流食再过渡到半流食，直至普食。

（2）饮食以易消化、少纤维的软食为宜，细嚼慢咽，并增加水分摄入量，忌进食过多、过饱，避免进食过冷或刺激性食物。

（3）患者进食时注意观察是否有咽下困难等进食梗阻症状复发，必要时给予胃动力药或作进一步处理。出院后可进软食 1 个月，再逐步恢复正常饮食。

3. 出院指导

嘱患者生活起居有规律，避免感染，避免暴饮暴食，少进油腻食物。不穿紧身衣服，保持心情愉快，睡眠时抬高头部。有反酸、胃灼热、吞咽困难等症状随时就诊，定期复查。

（徐　晶）

第二节　肠结核和结核性腹膜炎

一、肠结核

肠结核是结核分枝杆菌引起的肠道慢性特异性感染。结核分枝杆菌侵犯肠道主要经口感染，患者多有开放性肺结核或喉结核，是由经常吞下含结核分枝杆菌的痰液引起或是经常和开放性肺结核患者密切接触而被感染。一般见于青壮年，女性略多于男性。

肠结核多由人型结核杆菌引起，少数患者可由牛型结核杆菌感染致病。其感染途径包括 3 种。①经口感染：为结核杆菌侵犯肠道的主要途径。②血行播散：多见于粟粒型肺结核。③直接蔓延：肠结核主要位于回盲部，其他部位按发病率高低依次为升结肠、空肠、横结肠、降结肠、阑尾、十二指肠和乙状结肠等，少数见于直肠。

（一）临床表现

肠结核大多起病缓慢，病程较长。早期症状不明显，容易被忽视。

1. 症状

（1）腹痛：多位于右下腹或脐周，间歇性发作。常为痉挛性阵痛伴腹鸣，于进餐后加重，排便或肛门排气后缓解。腹痛可能与进餐引起胃肠反射或肠内容物通过炎症、狭窄肠段，引起局部肠痉挛有关。

（2）腹泻和便秘：腹泻是溃疡型肠结核的主要表现之一。每日排便2~4次，粪便呈糊状或稀水状，不含黏液或脓血，如直肠未受累，无里急后重感。若病变严重而广泛，腹泻次数可达每日十余次，粪便可有少量黏液、脓液。此外，可间断有便秘，粪便呈羊粪状，隔数日再有腹泻。腹泻与便秘交替是肠结核引起胃肠功能紊乱所致。增生型肠结核多以便秘为主要表现。

（3）全身症状和肠外结核表现：溃疡型肠结核常有结核毒血症及肠外结核，特别是肺结核，严重时可出现维生素缺乏、营养不良性水肿等表现。增生型肠结核全身情况一般较好。

2. 体征

患者可呈慢性病容、消瘦、苍白。腹部肿块为增生型肠结核的主要体征，常位于右下腹，较固定，质地中等，伴有轻中度压痛。若溃疡型肠结核并发局限性腹膜炎，局部病变肠管与周围组织粘连或同时有肠系膜淋巴结结核也可出现腹部肿块。

3. 并发症

见于晚期患者，常有肠梗阻、肠瘘形成，肠出血少见，也可并发结核性腹膜炎，偶有急性肠穿孔。

（二）辅助检查

1. 实验室检查

可有轻至中度贫血，红细胞沉降率多增快，可作为估计结核病活动程度的指标之一。粪便检查显微镜下可见少量脓细胞与红细胞，隐血试验阳性。结核菌素试验呈强阳性有助于诊断。

2. X线检查

溃疡型肠结核钡剂于病变肠段呈现激惹征象，排空很快，充盈不佳，而在病变的上、下肠段则钡剂充盈良好，称为X线钡影跳跃征象。病变肠段如能充盈，则显示黏膜皱襞粗乱，肠壁边缘不规则，有时呈锯齿状，可见溃疡；也可见肠腔变窄、肠段缩短变形，回肠盲肠正常角度消失。

3. 结肠镜检查

内镜下见病变肠黏膜充血、水肿，溃疡形成（常呈横行，边缘呈鼠咬状），大小及形态各异的炎症息肉，肠腔变窄等。镜下取活体组织送病理检查具有确诊价值。

（三）治疗

肠结核的治疗与肺结核相同，均应强调早期、联合、适量及全程用药。

1. 休息与营养

合理的休息与营养应作为治疗结核的基础。活动性肠结核应强调卧床休息，减少热量消耗，改善营养，增加机体抗病能力。

2. 抗结核药物治疗

（1）异烟肼（H）：每日300 mg，顿服。偶可发生药物性肝炎，肝功能异常者慎用，需注意观察。如果发生周围神经炎可服用维生素 B_6（吡哆醇）。

（2）利福平（R）：每日 450 mg，顿服。用药后如出现一过性氨基转移酶上升可继续用药，加保肝治疗观察，如出现黄疸应立即停药。

（3）吡嗪酰胺（Z）：0.5 g，每日 3 次；每周 3 次用药为 1.5~2.0 g/d。常见不良反应为高尿酸血症、肝损害、食欲不振、关节痛和恶心。

（4）乙胺丁醇（E）：0.75 g/d，顿服；每周 3 次用药为 1.0~1.25 g/d。不良反应为视神经炎。

（5）链霉素（S）：肌内注射，每日量为 0.75 g，每周 5 次；间歇用药每次为 0.75~1.0 g，每周 2~3 次。不良反应主要为耳毒性、前庭功能损害和肾毒性等，严格掌握使用剂量。儿童、老人、孕妇、听力障碍和肾功能不良患者等要慎用或不用。

（6）氨基水杨酸（P）：4.0 g，每日 2 次。常引起胃肠道反应，宜饭后服。

标准化疗方案，即 2 个月强化期和 4~6 个月巩固期。①强化期：异烟肼、利福平、吡嗪酰胺和乙胺丁醇，顿服，2 个月。②巩固期：异烟肼、利福平，顿服，4 个月。简写为 2HRZE/4HR。

3. 对症治疗

（1）腹痛：可用颠茄、阿托品或其他抗胆碱药物。

（2）不完全性肠梗阻：有时需行胃肠减压，并纠正水、电解质紊乱。

（3）有贫血及维生素缺乏症表现者：对症用药。

4. 手术治疗

手术治疗主要限于：①完全性肠梗阻或部分性肠梗阻经内科治疗未见好转者；②急性肠穿孔引起粪瘘经保守治疗未见改善者；③大量肠道出血经积极抢救未能止血者。

（四）护理评估

1. 评估肠结核的临床症状

肠结核一般起病缓慢，早期症状不明显，易被忽视，全身表现为发热、盗汗、消瘦、乏力等结核病中毒症状以及腹胀、腹痛、腹泻与便秘等消化道症状。观察患者餐后有无腹胀，是否伴有消化不良、食欲减退、恶心、呕吐等肠结核早期症状。

2. 评估是否存在腹泻与便秘的症状

腹泻为肠结核最常见症状，粪便多为稀水样或糊状，一日数次或十几次，多在腹痛后出现。腹泻与便秘交替是肠道功能紊乱的结果。

3. 评估腹痛的部位和疼痛程度

腹痛为常见症状，占 80%~90%。为慢性腹痛，腹痛部位和病变部位相关。一般为隐痛，有时是绞痛，进食可以诱发或加重。

4. 观察是否存在并发症

肠梗阻、肠穿孔、肠出血、窦道形成等为肠结核的并发症。

（五）护理诊断

1. 疼痛

与结核杆菌侵犯肠黏膜导致炎性病变有关。

2. 腹泻

与肠结核所致肠道功能紊乱有关。

3. 营养失调：低于机体需要量

与结核杆菌感染及病程迁延导致慢性消耗有关。

4. 有体液不足的危险

与腹泻有关。

（六）护理措施

1. 一般护理

保持病室环境整洁、安静、舒适。患者应卧床休息，避免劳累。全身毒血症状重者应严格卧床休息，以降低机体消耗，待病情稳定后可逐渐增加活动量。

2. 饮食护理

患者应摄入高热量、高蛋白、高维生素、易消化的食物。

3. 心理护理

主动关心、体贴患者，做好有关疾病及自我护理知识的宣传教育。特别对于有精神、神经症状的患者，更应给予关照，关注其情绪变化，及时疏导其不良心理状态，使之安心疗养。

4. 病情观察

观察结核毒血症状及腹部症状、体征的变化。观察患者粪便性状、颜色。监测红细胞沉降率变化，以判断肠结核的转归情况。

5. 对症护理

腹痛时可采取分散患者注意力、腹部按摩、针灸等方法，必要时遵医嘱应用阿托品等药物镇痛。腹泻时应避免进食含纤维素多的食物，同时可适当使用止泻药物。便秘时嘱患者多食含纤维素高的食物，可使用开塞露、灌肠等通便方法。

6. 用药护理

根据病情、疼痛性质和程度选择性地给予药物镇痛，是解除胃肠道疾病疼痛的重要措施。

（1）一般疼痛发生前用药要较疼痛剧烈时效果好且剂量偏小。用药后应注意加强观察，防止发生不良反应、耐药性和依赖性。阿托品的不良反应有加快心率，导致咽干、面部潮红等，哌替啶、吗啡有依赖性，吗啡还可抑制呼吸中枢等，故疼痛减轻或缓解后应及时停药。

（2）观察抗结核药物的不良反应，使用链霉素、异烟肼（雷米封）、利福平等药物时，注意有无耳鸣、头晕、恶心、呕吐等中毒症状及过敏反应。

7. 体温过高护理

（1）保持病室环境整洁、安静、舒适。患者应卧床休息，避免劳累。全身毒血症状重者应严格卧床休息，以降低机体消耗，待病情稳定后可逐渐增加活动量。

（2）给予高热量、高蛋白、高维生素、易消化的流食或半流食，鼓励多进食，多食水果，多饮水，保证每日摄水量达 2 500~3 000 mL。不能进食者，应按医嘱从静脉补充营养与水分，同时监测患者的尿量和出汗情况，以便调整补液量，并保持排便通畅。

（3）严密观察病情变化，体温>38.5 ℃时，应每 4 小时测量 1 次体温、脉搏、呼吸，处于体温变化过程中的患者应每 2 小时测量 1 次体温并记录或按病情需要随时监测。

（4）体温>39 ℃，应给予物理降温，如冷敷、温水擦浴、冷生理盐水灌肠等，以降低代谢率，减少耗氧量。冷湿敷法是用冷水或冰水浸透毛巾敷于头面部和血管丰富处，如腘窝、股根部、腋下、颈部，每 10 ~ 15 分钟更换 1 次。用冷生理盐水灌肠，婴儿每次 100 ~ 300 mL。

8. 腹痛护理

（1）病情观察：①密切观察疼痛的部位、性质、程度及其变化，增生型肠结核注意有无并发肠梗阻；②急性腹痛者还应观察生命体征的变化；③溃疡型肠结核注意有无盗汗、发热、消瘦、贫血等症状；④腹痛发作时严禁随意使用镇痛药，以免掩盖症状；⑤观察腹泻程度，粪便的性状、次数、量、气味和颜色变化。注意有无脱水征。

（2）一般护理：①急性起病、腹痛明显者应卧床休息，保持环境安静、舒适，温湿度适宜；②根据疼痛的性质、程度，按医嘱选择禁食、流食、半流食。

（3）对症护理：①排便后用温水清洗肛周，保持清洁干燥，涂凡士林或抗生素软膏以保护肛周皮肤；②遵医嘱给予液体、电解质、营养物质输入，注意输入速度的调节；③全身毒血症状严重、盗汗多者及时更换衣服，保持床铺清洁、干燥，加强口腔护理。

（4）向患者讲解有关缓解腹痛的知识：①指导和帮助其用鼻深吸气，然后张口慢慢呼气，如此有节奏地反复进行；②指导式的想象，利用一个人对某一特定事物的想象从而达到预期效果，如通过回忆一些有趣的往事等使注意力转移、疼痛减轻；③局部热敷疗法，除急腹症外，可对疼痛的局部用热水袋热敷，热敷时注意水温，防止烫伤；④放松疗法，通过自我意识，集中注意力，使全身各部分肌肉放松，从而提高患者对疼痛的耐受力。

（5）用药护理：根据病情、疼痛性质和程度选择性地给予药物镇痛，是解除胃肠道疾病疼痛的重要措施。一般疼痛发生前用药较疼痛剧烈时效果好，且剂量偏小。

（6）心理指导：慢性腹痛患者因病程长、反复发作，且又无显著疗效，常出现焦虑情绪。疼痛发作时可通过心理疏导或转移注意力及介绍必要的疾病相关知识等方法，消除患者恐惧、焦虑、抑郁等心理，稳定患者的情绪，使其精神放松，增强对疼痛的耐受性，从而减轻或消除疼痛。

9. 腹泻护理

可用热敷疗法，以减弱肠道运动，减少排便次数，并有利于腹痛等症状的减轻。慢性轻症患者可适当活动，饮食以少渣、易消化食物为主，避免生冷、多纤维、刺激性食物。急性腹泻应根据病情和医嘱，给予饮食护理，如禁食或用流食、半流食、软食。排便频繁时，因粪便的刺激，可使肛周皮肤损伤，引起糜烂及感染。排便后应用温水清洗肛周，保持清洁、干燥。

10. 失眠护理

（1）安排有助于睡眠和休息的环境，关闭门窗、拉上窗帘，夜间睡眠时使用壁灯。

（2）保持病室内温度舒适，盖被适宜。

（3）尽量满足患者以前的入睡习惯和入睡方式，建立与以前相类似规律的活动和休息时间表。有计划地安排好护理活动，尽量减少对患者睡眠的干扰。

（4）提供促进睡眠的措施，睡前减少活动量。睡前避免喝咖啡或浓茶。睡前热水泡足或洗热水浴，可以做背部按摩、听轻柔的音乐或提供娱乐性的读物。

（5）指导患者使用放松技术，如缓慢地深呼吸，全身肌肉放松疗法等。

（6）限制晚饭的饮水量，睡前排尿，必要时入睡前把便器放在床旁。

（7）遵医嘱给镇静催眠药，并评价效果，积极实施的心理治疗。

（七）健康教育

1. 饮食指导

（1）向患者解释营养对治疗肠结核的重要性。由于结核病是慢性消耗性疾病，只有保证营养的供给，提高机体抵抗力，才能促进疾病的痊愈。

（2）与患者及家属共同制订饮食计划。

（3）应给予高热量、高蛋白、高维生素且易消化的食物。

（4）腹泻明显的患者应少食乳制品、富含脂肪的食物和粗纤维食物，以免加快肠蠕动。

（5）肠梗阻的患者要严格禁食。严重营养不良者应协助医师进行静脉营养治疗，以满足机体代谢需要。

（6）每周测量患者的体重，并观察有关指标，如电解质、血红蛋白，以评价其营养状况。

2. 心理指导

肠结核治疗效果不明显时，患者往往担忧预后。纤维结肠镜等检查有一定痛苦，故应注重患者的心理护理，通过解释、鼓励来提高患者对配合检查和治疗的认识，稳定其情绪。

3. 出院指导

（1）肠结核的预后取决于早期诊断与及时的正规治疗，一般预后良好。必须向患者强调有关结核病的防治知识，特别是肠结核的预防重在肠外结核，如肺结核的早期诊断与积极治疗对于防治肠结核至关重要。

（2）注意个人卫生，提倡公筷进餐或分餐制，鲜牛奶应消毒后饮用。

（3）患者的餐具及用物均应消毒，对患者的粪便也应进行消毒处理。

（4）嘱患者注意休息，劳逸结合，避免疲劳、受寒。

（5）指导患者坚持抗结核药物治疗，说明规范治疗与全程治疗结核病的重要性，按时、按量服用药物，切忌自行停药。

（6）要注意观察药物的疗效和不良反应，了解抗结核药物不良反应及预防方法，有不适立即到医院就诊，并遵医嘱定期门诊复查。

二、结核性腹膜炎

结核性腹膜炎是由结核杆菌引起的慢性弥漫性腹膜感染，以儿童、青壮年多见，女性略多于男性。临床表现主要为倦怠、发热、腹痛与腹胀等，可引起肠梗阻、肠穿孔和形成瘘管等并发症。

大多数结核性腹膜炎是腹腔脏器，如肠系膜淋巴结结核、肠结核、输卵管结核等活动性结核病灶直接蔓延侵及腹膜引起。少数病例可由血行播散引起，常见的原发病灶有粟粒型肺结核及关节、骨、睾丸结核，可伴有结核性多浆膜炎等。

因侵入腹腔的结核菌数量、毒力及机体免疫力不同，结核性腹膜炎的病理改变可表现为3种基本的病理类型，即渗出型、粘连型、干酪型，以渗出型、粘连型多见。当2种或3种类型的病变并存时，称混合型。

（一）临床表现及鉴别诊断

结核性腹膜炎的临床表现随原发病灶、感染途径、病理类型及机体反应性的不同而异。

其起病缓急不一，多数起病较缓，也有急性发病者。

1. 症状

（1）全身症状：结核毒血症常见，主要表现发热和盗汗，以低热和中等热为最多，约1/3患者有弛张热，少数可呈稽留热。高热伴有明显毒血症者，主要见于渗出型、干酪型或伴有粟粒型肺结核、干酪型肺炎等严重结核病的患者。后期有营养不良，表现为消瘦、贫血、水肿、舌炎、口角炎等。

（2）腹痛：多位于脐周或右下腹，间歇性发作，常为痉挛性阵痛，进餐后加重，排便或肛门排气后缓解。腹痛的发生可能与进餐引起胃肠道反射或肠内容物通过炎症、狭窄肠端，引起局部肠痉挛有关。如腹痛呈阵发性加剧，应考虑并发不完全性肠梗阻。偶可表现为急腹症，是肠系膜淋巴结结核、腹腔内其他结核的干酪样坏死病灶破溃或肠结核急性穿孔所致。

（3）腹胀：多数患者可出现不同程度的腹胀，多是结核毒血症或腹膜炎伴有肠功能紊乱引起，也可因腹腔积液或肠梗阻所致。

（4）腹泻、便秘：腹泻常见，排便次数因病变严重程度和范围不同而异，一般每日2~4次，重者每日达十余次。粪便呈糊状，一般不含脓血，不伴有里急后重。腹泻主要与腹膜炎引起的胃肠功能紊乱有关，偶可由伴有的溃疡性肠结核或干酪样坏死病变引起的肠管内瘘等引起。有时腹泻与便秘交替出现。

（5）腹壁柔韧感：柔韧感是腹膜受到轻度刺激或慢性炎症造成，可见于各型，但一般认为是粘连型结核性腹膜炎的临床特征。绝大多数患者有不同程度的压痛，一般较轻微，少数压痛明显并有反跳痛，后者多见于干酪型。

（6）腹部肿块：粘连型及干酪型患者的腹部常可触及肿块，多位于中下腹部。肿块多由增厚的大网膜、肿大的肠系膜淋巴结、粘连成团的肠曲或干酪样坏死脓性物积聚而成，其大小不一、边缘不齐，有时呈横行块状物或有结节感，多有轻微触痛。

2. 体征

（1）全身状况：患者呈慢性病容，后期有明显的营养不良，表现为消瘦、水肿、苍白、舌炎、口角炎等。

（2）腹部压痛与反跳痛：多数患者有腹部压痛，一般轻微，少数压痛明显，且有反跳痛，常见于干酪型结核性腹膜炎。

（3）腹壁柔韧感：是结核性腹膜炎的临床特征，是腹膜慢性炎症、增厚、粘连所致。

（4）腹部包块：见于粘连型或干酪型，常由增厚的大网膜、肿大的肠系膜淋巴结、粘连成团的肠曲或干酪样坏死脓性物积聚而成。多位于脐周，大小不一，边缘不整，表面粗糙呈结节感，不易推动。

（5）腹腔积液：多为少量至中量腹腔积液，腹腔积液超过1 000 mL时可出现移动性浊音。

3. 并发症

肠梗阻常见，多发生于粘连型。肠瘘多见于干酪型，往往同时有腹腔脓肿形成。

4. 结核性腹膜炎与肠结核的鉴别

结核性腹膜炎与肠结核的鉴别见表5-1。

表 5-1　结核性腹膜炎与肠结核的鉴别

项目		结核性腹膜炎	肠结核
感染途径		多为直接蔓延	多为经口感染
原发病		肠结核（最常见）、肠系膜淋巴结结核、输卵管结核，血行播散感染者多为粟粒型肺结核	开放性肺结核（最常见），血型播散感染者多为粟粒型肺结核，直接蔓延者多为女性生殖器结核
临床表现	发热	低度或中度热（最常见）	低热、弛张热、稽留热
	腹痛	多位于脐周，下腹的持续性隐痛或钝痛	多位于右下腹的持续性隐痛或钝痛
	触诊	腹壁柔韧感	无特征
	腹腔积液	多为草黄色，淡血性或乳糜性	无
	腹块	见于粘连型或干酪型	见于增生型肠结核
	腹泻	常见，每日 3~4 次，粪便呈糊状	因病变范围及严重程度不同而异
	梗阻	多见于粘连型	晚期可有

（二）辅助检查

1. 血常规、红细胞沉降率与结核菌素试验

部分患者有轻度至中度贫血，多为正细胞正色素性贫血。白细胞计数大多正常，干酪型患者或腹腔结核病灶急性扩散时，白细胞计数增多。多数患者红细胞沉降率增快，可作为活动性病变的指标。结核菌素试验呈强阳性有助于结核感染的诊断。

2. 腹腔积液检查

腹腔积液多为草黄色渗出液，少数为淡血色，偶见乳糜性，比重一般超过 1.018，蛋白质含量>30 g/L，白细胞计数>500×10^6/L，以淋巴细胞为主。但有时因低清蛋白血症或合并肝硬化，腹腔积液性质可接近漏出液。结核性腹膜炎的腹腔积液腺苷脱氨酶活性常增高，普通细菌培养结果常为阴性，腹腔积液浓缩找结核分枝杆菌或结核分枝杆菌培养阳性率均低，腹腔积液动物接种阳性率>50%，但费时较长。

3. 腹部 B 超检查

可发现少量腹腔积液，也可为腹腔穿刺提示准确位置，同时也可辅助鉴别腹部包块性质。

4. X 线检查

腹部 X 线平片检查有时可见钙化影，提示钙化的肠系膜淋巴结结核。X 线胃肠钡剂造影检查可发现肠粘连、肠结核、肠瘘、肠腔外肿块等征象，有辅助诊断的价值。

5. 腹腔镜检查

可窥见腹膜、网膜、内脏表面有散在或聚集的灰白色结节，浆膜浑浊粗糙，活组织检查有确诊价值。检查适用于有游离腹腔积液的患者，禁用于腹膜有广泛粘连者。

（三）治疗

（1）抗结核化学药物治疗一般以链霉素、异烟肼及利福平联合应用为佳，也可另加吡嗪酰胺或乙胺丁醇，病情控制后，可改为异烟肼与利福平或异烟肼口服加链霉素每周 2 次，

疗程应>12 个月。

（2）对腹腔积液型患者，在放腹腔积液后于腹腔内注入链霉素、醋酸可的松等药物，每周 1 次，可加速腹腔积液吸收并减少粘连。

（3）对血行播散或结核毒血症严重的患者，在应用有效的抗结核药物治疗的基础上，也可加用肾上腺皮质激素以减轻中毒症状，防止肠粘连及肠梗阻发生。

（4）鉴于本病常继发于体内其他结核病，多数患者已接受过抗结核药物治疗，因此，对这类患者应选择以往未用或少用的药物，制订联合用药方案。

（5）当并发肠梗阻、肠穿孔、化脓性腹膜炎时，可行手术治疗。与腹内肿瘤鉴别确有困难时，可行剖腹探查。手术适应证包括：①并发完全性肠梗阻或有不全性肠梗阻经内科治疗而未见好转者；②急性肠穿孔或腹腔脓肿经抗生素治疗未见好转者；③肠瘘经抗结核化疗与加强营养而未能闭合者；④当诊断困难，与急腹症不能鉴别时，可考虑剖腹探查。

（四）护理评估

1. 健康史

需要采集病史，评估病因，了解是否有结核病史。

2. 身体状况

仔细评估结核性腹膜炎的影响及生命体征情况。

3. 心理—社会状况

评估患者与家属心理情况与需求，了解患者的心理压力与应激表现，提供适当心理、社会支持。

（五）护理诊断

1. 体温过高

与结核病毒血症有关。

2. 营养失调：低于机体需要量

与慢性消耗性疾病以及舌炎、口角炎进食困难有关。

3. 腹痛

与腹膜炎有关。

4. 腹泻

与腹膜炎性刺激导致肠功能紊乱有关。

5. 体液过多（腹腔积液）

与腹膜充血、水肿，浆液纤维蛋白渗出有关。

6. 潜在并发症

包括肠梗阻、腹腔脓肿、肠瘘及肠穿孔。

（六）护理措施

1. 一般护理

（1）保持环境整洁、安静、空气流通及适宜的温湿度。卧床休息，保证充足的睡眠，减少活动。有腹腔积液者取平卧位或半坐卧位。

（2）提供高热量、高蛋白、高维生素、易消化饮食，如新鲜蔬菜、水果、鲜奶、豆制品、肉类及蛋类等。有腹腔积液者限制钠盐摄入，少进或不进引起腹胀的食物。

（3）结核毒血症重者，应保持皮肤清洁、干燥，及时更换衣裤。给予腹泻患者肛周护理。

2. 病情观察

（1）密切观察腹痛的部位、性质及持续时间，对骤起急腹痛要考虑腹腔内其他结核病灶破溃或并发肠梗阻、肠穿孔等。

（2）观察腹泻、便秘情况，以及有无发热。

（3）定期监测体重、血红蛋白等营养指标。

3. 用药护理

（1）观察抗结核药物的不良反应，注意有无头晕、耳鸣、恶心等中毒症状及过敏反应。

（2）定期检查患者听力及肝肾功能。

（3）督促患者不能自行停药，避免影响治疗。

4. 腹腔穿刺放腹腔积液护理

（1）术前向患者解释腹腔穿刺的目的、方法、注意事项，消除其紧张心理，以取得配合。

（2）术前测量体重、腹围、生命体征，排空膀胱。

（3）术中及术后监测生命体征，观察有无不适反应。

（4）术毕缚紧腹带，记录抽出腹腔积液的量、性质、颜色，及时送验标本。

5. 体温过高护理

（1）高热时卧床休息，减少活动。提供合适的环境温度。出汗较多而进食较少者应遵医嘱补充热量、水及电解质。

（2）评估发热类型及伴随症状，体温过高时，应根据具体情况选择适宜的降温方式，如温水或酒精擦浴、冰敷、冰盐水灌肠及药物降温等。

（3）及时更换衣服、盖被，注意保暖，并协助患者翻身，注意皮肤、口腔的清洁与护理。

6. 疼痛护理

（1）观察疼痛的部位、性质及持续时间。耐心听取患者对疼痛的主诉，并表示关心和理解。

（2）提供安静舒适的环境，保证充足睡眠。

（3）腹痛应对方法：教会患者放松技巧，如深呼吸、全身肌肉放松、自我催眠等。教会患者分散注意力，如与人交谈、听音乐、看书报等。适当给予解痉药，如阿托品、东莨菪碱等。

（4）腹痛严重时遵医嘱给予相应处理，如合并肠梗阻行胃肠减压，合并急性穿孔行外科手术治疗。

7. 腹泻护理

（1）观察患者排便次数及粪便的性状、量、颜色。

（2）腹泻严重者给予禁食，并观察有无脱水症，遵医嘱补液、止泻。

（3）排便频繁者，每次便后宜用软质纸擦拭肛门，并用温水清洗干净，以防肛周皮肤及黏膜破溃、糜烂。

（4）检测电解质及肝功能变化。

（七）健康教育

1. 饮食指导

（1）为提高患者的抗病能力，除给予支持疗法外还需帮助患者选择高蛋白、高热量，高维生素（尤其含维生素A）食物，如牛奶、豆浆、鱼、瘦肉、甲鱼、鳝鱼、蔬菜、水果等。

（2）鼓励患者多饮水，每日大于2 L，保证机体代谢的需要和体内毒素的排泄，必要时遵医嘱给予静脉补充。

（3）协助患者晨起、餐后、睡前漱口，加强口腔护理，口唇干燥者涂液状石蜡保护。积极治疗和预防口角炎、舌炎及口腔溃疡。

（4）进食困难者遵医嘱静脉补充高营养，如氨基酸、脂肪乳剂、白蛋白等。必要时检测体重及血红蛋白水平。

2. 心理指导

指导患者及家属与同病房患者进行沟通，讲解本病的基本知识，使其了解本病无传染性，解除思想顾虑。给患者创造良好的休养环境及家庭社会支持系统。

3. 基础护理

（1）结核活动期，有高热等严重结核毒血症应卧床休息，保持环境安静、整洁、舒适、空气流通及适宜的温湿度，保证充足的睡眠，使患者心境愉悦，以最佳的心理状态接受治疗。减少活动。

（2）有腹腔积液者取平卧位或半坐卧位，恢复期可适当增加户外活动，如散步、打太极拳、做保健操等，有条件者可选择空气新鲜、气候温和处疗养，提高机体的抗病能力。

（3）轻症患者在坚持化疗的同时，可进行正常工作，但应避免劳累和重体力劳动，戒烟、戒酒，做到劳逸结合。

4. 出院指导

（1）告知患者本病呈慢性经过，经正规抗结核治疗，一般预后良好。

（2）嘱患者积极配合治疗。根据原发结核病灶不同，有针对性地对患者及家属进行有关消毒、隔离等知识的宣教，防止结核菌的传播。

（3）指导患者注意休息，适当进行体力活动，注意避免劳累，避免受寒和感冒。

（4）加强营养，指导患者进食高热量、高蛋白、高维生素、易消化的食物，多食蔬菜、水果类。

（5）坚持按医嘱服药，不能随意自行停药，注意观察药物的不良反应，如恶心、呕吐等胃肠道反应以及肝肾功能损害等。

（6）遵医嘱定期复查，及时了解病情变化，以利于治疗方案的调整。

（孙　珊）

第三节　病毒性肝炎

一、概述

（一）概念

病毒性肝炎是由几种不同的嗜肝病毒（肝炎病毒）引起的以肝脏炎症和坏死病变为主

的一组感染性疾病。它是法定乙类传染病，具有传染性较强、传播途径复杂、流行面广泛、发病率高等特点。目前已确定的有甲型、乙型、丙型、丁型及戊型病毒性肝炎 5 种类型，部分乙型、丙型和丁型肝炎患者可演变成慢性，并可发展为肝硬化和原发性肝细胞癌，对人民健康危害甚大。

（二）病原学

甲型肝炎病毒（HAV）属于小 RNA 病毒科的嗜肝病毒属，感染后在肝细胞内复制，随胆汁经肠道排出，对外界抵抗力较强，能耐受 56 ℃ 30 分钟或室温一周。在干燥粪便中 25 ℃能存活 30 日，在贝壳类动物、污水、淡水、海水、泥土中能存活数月。这种稳定性对 HAV 通过水和食物传播十分有利。高压蒸汽（121 ℃，20 分钟）、煮沸 5 分钟、紫外线照射 1 小时可灭活，70%乙醇 25 ℃ 3 分钟也可有效灭活 HAV。

乙型肝炎病毒（HBV）属于嗜肝 DNA 病毒科，在肝细胞内合成后释放入血，还可存在于唾液、精液、阴道分泌物等各种体液中。完整的 HBV 病毒分包膜和核心两部分，包膜含乙肝表面抗原（HBsAg），核心部分含有环状双股 DNA、DNA 聚合酶（DNAP）、核心抗原（HBcAg）和 e 抗原（HBeAg），是病毒复制的主体，具有传染性。HBV 抵抗力很强，对高温、低温、干燥、紫外线及一般浓度的消毒剂均能耐受，但煮沸 10 分钟、高压蒸汽消毒、2%戊二醛、5%过氧乙酸等可使之灭活。

丙型肝炎病毒（HCV）属于黄病毒科，为单股正链 RNA 病毒，易发生变异，不易被机体清除，但对有机溶剂敏感，煮沸 5 分钟、氯仿（10%~20%）、甲醛（1：1 000）6 小时、高压蒸汽和紫外线等可使之灭活。

丁型肝炎病毒（HDV）为一种缺陷的 RNA 病毒，位于细胞核内，其生物周期的完成要依赖于乙型肝炎病毒的帮助，因此丁型肝炎不能单独存在，必须在 HBV 存在的条件下才能感染和引起疾病，以 HBsAg 作为病毒外壳，与 HBV 共存时才能复制、表达。

戊型肝炎病毒（HEV）属萼状病毒科，为单股正链 RNA 病毒，感染后在肝细胞内复制，经胆管随粪便排出，发病早期可在感染者的粪便和血液中存在，碱性环境下较稳定，对热及氯仿敏感。

（三）发病机制

病毒性肝炎发病机制较复杂，不同类型的病毒引起疾病的机制也不尽相同。目前认为 HAV 可能通过免疫介导引起肝细胞损伤；HBV 并不直接引起肝细胞损伤，肝细胞损伤主要由病毒诱发的免疫反应引起，乙型肝炎慢性化可能与免疫耐受有关；HCV 引起肝细胞损伤的机制与 HCV 直接致病作用及免疫损伤有关，而 HCV 易慢性化的特点可能与病毒在血中水平低，具有泛嗜性、易变性等有关；复制状态的 HDV 与肝损害关系密切，免疫应答可能是导致肝损害的主要原因；戊型肝炎的发病机制与甲型肝炎相似。

（四）流行病学

1. 传染源

（1）甲型和戊型肝炎：为急性期患者和亚临床感染者在发病前 2 周至起病后 1 周传染性最强。

（2）乙型、丙型和丁型肝炎为急、慢性患者，亚临床感染者和病毒携带者，其中慢性患者和病毒携带者是主要传染源。乙型肝炎有家庭聚集现象。

2. 传播途径

（1）粪—口传播：甲型和戊型肝炎的主要传播途径。

（2）血液传播、体液传播：乙型、丙型和丁型肝炎的主要传播途径。

（3）母婴传播：乙型肝炎感染的一种重要传播途径。

3. 人群易感性

普遍易感，各型肝炎之间无交叉免疫力。

（1）甲型肝炎：成人抗 HAV IgG 阳性率达 80%，感染后免疫力可持续终身。

（2）乙型肝炎：我国成人抗 HBs 阳性率达 50%。

（3）丙型肝炎：抗 HCV 并非保护性抗体。

（4）丁型肝炎：目前仍未发现对 HDV 的保护性抗体。

（5）戊型肝炎：普遍易感，尤以孕妇易感性较高。感染后免疫力不持久。

4. 流行特征

甲型肝炎以秋冬季为发病高峰，戊型肝炎多发生于雨季，其他型肝炎无明显的季节性。我国是乙型肝炎的高发区，一般人群无症状携带者占 10%~15%。丁型肝炎以南美洲、中东为高发区，我国以西南地区感染率最高。戊型肝炎主要流行于亚洲和非洲。

二、护理评估

评估时重点询问有无家人患病史及与肝炎患者密切接触史，近期有无进食过污染的水和食物（如水生贝类）。近期有无血液和血制品应用史、血液透析、有创性检查治疗等，有无静脉药物依赖、意外针刺伤、不安全性接触等，是否接种过疫苗。

（一）身体状况

潜伏期：甲型肝炎为 5~45 日，平均为 30 日；乙型肝炎为 30~180 日，平均为 70 日；丙型肝炎为 15~150 日，平均为 50 日；丁型肝炎为 28~140 日，平均为 30 日；戊型肝炎为 10~70 日，平均为 40 日。

1. 症状

甲型和戊型肝炎主要表现为急性肝炎。乙型、丙型和丁型肝炎除表现为急性肝炎外，慢性肝炎更常见。

（1）急性肝炎：急性肝炎又分为急性黄疸型肝炎和急性无黄疸型肝炎。

1）急性黄疸型肝炎典型的表现分为三期。①黄疸前期：平均 5~7 日，甲、戊型肝炎起病较急，乙、丙、丁型肝炎起病较缓慢，表现为畏寒、发热、疲乏、全身不适等病毒血症和食欲减退、厌油、恶心、呕吐、腹胀、腹痛、腹泻等消化系统症状，本期快结束时可出现尿黄。②黄疸期：可持续 2~6 周，黄疸前期的症状逐渐好转，但尿色加深如浓茶样，巩膜和皮肤黄染，约 2 周达到高峰。部分患者伴有粪便颜色变浅、皮肤瘙痒、心动过缓等肝内阻塞性黄疸的表现。③恢复期：平均持续 4 周，症状逐渐消失，黄疸逐渐减退，肝脾回缩，肝功能逐渐恢复正常。

2）急性无黄疸型肝炎：较黄疸型肝炎多见，症状也较轻，主要表现为消化道症状，常不易被发现而成为重要的传染源。

（2）慢性肝炎：病程超过半年者，称为慢性肝炎，见于乙型、丙型和丁型肝炎。部分患者发病日期不确定或无急性肝炎病史，但临床有慢性肝炎表现，即反复出现疲乏、厌食、恶心、肝区不适等症状，晚期可出现肝硬化和肝外器官损害的表现。

（3）重型肝炎：重型肝炎是肝炎中最严重的一种类型。各型肝炎均可引起，常可因劳累、感染、饮酒、服用肝损害药物、妊娠等诱发。预后差，病死率高。

1）急性重型肝炎：又称暴发性肝炎。起病急，初期表现似急性黄疸型肝炎，10 日内病情迅速进展，出现肝功能衰竭，主要表现为黄疸迅速加深、肝脏进行性缩小、肝臭、出血倾向、腹腔积液、中毒性鼓肠、肝性脑病和肝肾综合征。病程一般不超过 3 周，常因肝性脑病、继发感染、出血、肝肾综合征等并发症而死亡。

2）亚急性重型肝炎：又称亚急性肝坏死。发病 10 日后出现上述表现，易转化为肝硬化。病程多为 3 周至数月。出现肝肾综合征者，提示预后不良。

3）慢性重型肝炎：在慢性肝炎或肝硬化的基础上发生的重型肝炎，同时具有慢性肝病和重型肝炎的表现。预后差，病死率高。

（4）淤胆型肝炎：以肝内胆汁淤积为主要表现的一种特殊类型的肝炎，又称为毛细胆管型肝炎。临床表现类似于急性黄疸型肝炎，有黄疸深、消化道症状轻，同时伴全身皮肤瘙痒、粪便颜色变浅等梗阻性特征。病程较长，可达 2~4 个月或较长时间。

（5）肝炎后肝硬化：在肝炎基础上发展为肝硬化，表现为肝功能异常及门静脉高压症。

2. 体征

（1）急性肝炎：黄疸，肝肿大、质地软、轻度压痛和叩击痛，部分患者有轻度脾肿大。

（2）慢性肝炎：肝病面容，肝肿大、质地中等，伴有蜘蛛痣、肝掌、毛细血管扩张和进行性脾肿大。

（3）重型肝炎：肝脏缩小、肝臭、腹腔积液等。

（二）辅助检查

1. 肝功能检查

（1）血清酶检测：谷氨酸氨基转移酶（ALT）是判定肝细胞损害的重要标志，急性黄疸型肝炎常明显升高，慢性肝炎可持续或反复升高，重型肝炎时因大量肝细胞坏死，ALT 随黄疸加深反而迅速下降，称为胆—酶分离。此外，部分肝炎患者天门冬氨酸氨基转移酶（AST）、碱性磷酸酶（ALP）、谷氨酰转肽酶（γ-GT）也升高。

（2）血清蛋白检测：慢性肝病可出现清蛋白下降、球蛋白升高和清/球比值下降。

（3）血清胆红素和尿胆红素检测：黄疸型肝炎时，血清直接和非结合胆红素均升高，尿胆原和胆红素明显增加；淤胆型肝炎时，血清结合胆红素升高，尿胆红素增加，尿胆原减少或阴性。

（4）凝血酶原活动度（PTA）检查：PTA 与肝损害程度成反比，重型肝炎 PTA 常<40%，PTA 愈低，预后愈差。

2. 肝炎病毒病原学（标志物）检测

（1）甲型肝炎：血清抗 HAV IgM 阳性提示近期有 HAV 感染，是确诊甲型肝炎最主要的标志物；血清抗 HAV IgG 是保护性抗体，见于甲型肝炎疫苗接种后或既往感染 HAV 的患者。

（2）乙型肝炎。

1）血清病毒标志物的临床意义。

乙型肝炎表面抗原（HBsAg）：阳性提示为 HBV 感染者，急性感染可自限，慢性感染者

HBsAg 阳性可持续多年，若无临床表现而 HBsAg 阳性持续 6 个月以上为慢性乙型肝炎病毒携带者。本身不具有传染性，但因其常与 HBV 同时存在，常作为传染性标志之一。

乙型肝炎表面抗体（抗 HBs）：此为保护性抗体，阳性表示对 HBV 有免疫力，见于乙型肝炎恢复期、乙肝疫苗接种后或既往感染者。

乙型肝炎 e 抗原（HBeAg）：阳性提示 HBV 复制活跃，表明乙型肝炎处于活动期，传染性强，持续阳性则易转为慢性，如转为阴性表示病毒停止复制。

乙型肝炎 e 抗体（抗 HBe）：阳性提示 HBV 大部分被消除，复制减少，传染性减低，如急性期即出现阳性则易进展为慢性肝炎，慢性活动性肝炎出现阳性者则可进展为肝硬化。

乙型肝炎核心抗体（抗 HBc）：抗 HBc IgG 阳性提示过去感染或近期低水平感染，抗 HBc IgM 阳性提示目前有活动性复制。

2）HBV-DNA 和 DNA 聚合酶检测阳性提示体内有 HBV 复制，传染性强。

（3）丙型肝炎：HCV-RNA 阳性提示有 HCV 病毒感染。抗 HCV 为非保护性抗体，其阳性是 HCV 感染的标志，抗 HCV IgM 阳性提示丙型肝炎急性期，高效价的抗 HCV IgG 常提示 HCV 的现症感染，而低效价的抗 HCV IgG 提示丙型肝炎恢复期。

（4）丁型肝炎：血清或肝组织中的 HDVAg 和 HDV RNA 阳性有确诊意义，抗 HDV IgG 是现症感染的标志，效价增高提示丁型肝炎慢性化。

（5）戊型肝炎：抗 HEV IgM 和抗 HEV IgG 阳性可作为近期 HEV 感染的标志。

（三）心理—社会状况

患者因住院治疗担心影响工作和学业而出现紧张、焦虑情绪，疾病反复和久治不愈易产生悲观、消极、怨恨及愤怒情绪。部分患者因隔离治疗和疾病的传染性限制了社交而情绪低落。病情严重者因疾病进展、癌变、面临死亡而出现恐惧和绝望。

（四）治疗

肝炎目前尚无特效治疗方法，治疗原则为综合治疗，以休息、营养为主，辅以适当的药物治疗，避免使用肝损害的药物。

1. 急性肝炎

以一般治疗和对症、支持治疗为主，强调早期卧床休息，辅以适当的护肝药物，除急性丙型肝炎的早期可使用干扰素外，一般不主张抗病毒治疗。

2. 慢性肝炎

除了适当休息和营养外，还需要保肝、抗病毒、对症及防治肝纤维化等综合治疗。常用护肝药物有维生素类药物（如 B 族维生素及维生素 C、维生素 E、维生素 K 等），促进解毒功能的药物（如葡醛内酯、维丙胺等），促进能量代谢的药物（如肌苷、ATP、辅酶 A 等），促进蛋白代谢的药物（如肝安）等。抗病毒药物有干扰素、核苷类药物（如拉米夫定、阿德福韦、恩替卡韦等）。

3. 重型肝炎

以支持、对症治疗为基础，促进肝细胞再生，预防和治疗并发症，有条件者可采用人工肝支持系统，争取肝移植。

三、主要护理诊断

1. 活动无耐力

与肝功能受损、能量代谢障碍有关。

2. 营养失调：营养低于机体需要量

与食欲下降、呕吐、腹泻、消化和吸收功能障碍有关。

3. 焦虑

与隔离治疗、病情反复、久治不愈、担心预后等有关。

4. 知识缺乏

缺乏肝炎预防和护理知识。

5. 潜在并发症

包括肝硬化、肝性脑病、出血、感染、肝肾综合征。

四、护理目标

患者体力恢复，补充营养以改善营养失调，减轻或消除顾虑，无并发症发生。

五、护理措施

（一）一般护理

（1）甲型、戊型肝炎患者自发病之日起实行消化道隔离 3 周，急性乙型肝炎实行血液（体液）隔离至 HBsAg 转阴，慢性乙型和丙型肝炎按病原携带者管理。

（2）休息与活动。急性肝炎、慢性肝炎活动期、重型肝炎均应卧床休息，待症状好转、黄疸减轻、肝功能改善后，逐渐增加活动量，以不感到疲劳为度。

（3）饮食护理。急性期患者应进食清淡、易消化、富含维生素的流食，多食蔬菜和水果，保证足够热量，糖类为 $250\sim400$ g/d，蛋白质（动物蛋白为主）为 $1.0\sim1.5$ g/（kg·d），适当限制脂肪的摄入，腹胀时应减少牛奶、豆制品等产气食品的摄入，食欲差时可遵医嘱静脉补充葡萄糖、脂肪乳和维生素，食欲好转后应少食多餐，避免暴饮暴食。慢性肝炎患者宜进食适当高蛋白、高热量、高维生素、易消化的食物，蛋白质（优质蛋白为主）$1.5\sim2.0$ g/（kg·d），但应避免长期摄入高糖、高热量饮食和饮酒。重型肝炎患者宜进食低盐、低脂、高热量、高维生素饮食，有肝性脑病倾向者应限制或禁止蛋白质摄入。

（二）病情观察

观察患者消化道症状、黄疸、腹腔积液等的变化和程度，观察患者的生命体征和神志变化，有无并发症的早期表现和危险因素。一旦发现病情变化及时报告医师，积极配合处理。

（三）用药护理

遵医嘱用药，注意观察药物疗效和不良反应。使用干扰素前应向患者受家属解释使用干扰素治疗的目的和不良反应，嘱患者一定要按医嘱用药，不可自行停药或加量。常见的不良反应如下。①发热反应：一般在最初 $3\sim5$ 次注射时发生，以第 1 次注射后的 $2\sim3$ 小时最明显，可伴有头痛，肌肉、骨骼酸痛，疲倦无力等，随治疗次数增加反而不断减轻。发热时应嘱患者多饮水，卧床休息，必要时对症处理。②脱发：$1/3\sim1/2$ 患者在疗程中后期出现脱发，停药后可恢复。③骨髓抑制：患者会出现白细胞计数减少，若白细胞计数>3×10⁹/L 应坚持治疗，可遵医嘱给予升白细胞药物；若白细胞计数<3×10⁹/L，或血小板计数<40×10⁹/L 可减少干扰素的剂量甚至停药。此外，部分患者会出现胃肠道症状、肝功能损害和神经精神症状，一般对症处理，严重者应停药。

（四）心理护理

护士应向患者和家属解释疾病的特点、隔离的意义和预后，鼓励患者多与医务人员、家属、病友等交谈，说出自己心中的感受。给予患者精神上的安慰和支持，对患者所关心的问题耐心解答。此外，还需与其家属取得联系，使其消除对肝炎患者和肝炎传染性的恐惧，安排探视时日，给患者家庭的温暖和支持，同时积极协助患者取得社会支持。

（五）健康教育

1. 疾病知识指导

应向患者及家属宣传病毒性肝炎的家庭护理和自我保健知识，特别是慢性患者和无症状携带者。①正确对待疾病，保持乐观情绪。生活规律，劳逸结合，恢复期患者可参加散步、体操等轻体力活动，肝功能正常 1~3 个月后可恢复日常活动及工作，但应避免过度劳累和重体力劳动。②加强营养，适当增加蛋白质摄入，但要避免长期高热量、高脂肪饮食，戒烟酒。③不滥用保肝药物和其他损害肝脏的药物，如吗啡、苯巴比妥、磺胺药、氯丙嗪等，以免加重肝损害。④实施适当的家庭隔离，患者的食具、洗漱用品、美容美发用品、剃须刀等应专用，患者的排泄物、分泌物可用 3%漂白粉消毒后弃去，防止污染环境。家中密切接触者应进行预防接种。⑤出院后定期复查，HBsAg、HBeAg、HBV DNA 和 HCV RNA 阳性者应禁止献血和从事托幼、餐饮业工作。

2. 疾病预防指导

甲型和戊型肝炎应预防消化道传播，重点加强粪便管理，保护水源，饮用水严格消毒，加强食品卫生和食具消毒。乙型、丙型、丁型肝炎重点防止血液和体液传播，做好血源监测，凡接受输血、应用血制品、大手术等的人，定期检测肝功能及肝炎病毒标志物，推广应用一次性注射用具，重复使用的医疗器械要严格消毒，个人生活用具应专用，接触患者后用肥皂和流动水洗手。

3. 易感人群指导

甲型肝炎易感者可接种甲型肝炎疫苗，接触者可在 10 日内注射人血清免疫球蛋白以防止发病。HBsAg 阳性患者的配偶、医护人员、血液透析者等，抗 HBs 均阴性的易感人群及未受 HBV 感染的对象可接种乙型肝炎疫苗。HBsAg 阳性母亲的新生儿应在出生后立即注射乙肝免疫球蛋白，2 周后接种乙肝疫苗。乙肝疫苗需接种 3 次（0、1 个月、6 个月），接种后若抗 HBs>10 IU/L，显示已有保护作用，保护期为 3~5 年。

（马一平）

第四节　急性胰腺炎

急性胰腺炎（AP）是一种常见的急腹症，是胰酶对胰腺组织自身消化导致的化学性炎症，常呈急性上腹痛，伴血淀粉酶升高，轻者病程 1 周左右，预后良好，又称轻症急性胰腺炎（MAP）。少数重者可发展为胰腺出血、坏死，继发感染、腹膜炎和休克等多种并发症，病死率高达 15%，称重症急性胰腺炎（SAP）。多见于青壮年，女性多于男性。

急性胰腺炎的病因较多，且存在地区差异。常见病因有胆石症（包括胆管微结石）、酒精、高脂血症。其他病因还有急性传染病、手术、外伤等。经临床与影像学、生化等检查，不能确定病因者称特发性胰腺炎。

一、临床表现

AP 的临床表现轻重与其病因、病情的严重程度、治疗是否及时等因素有关。

1. 症状

（1）腹痛：95% 的患者有腹痛，多呈突然发作，与饱餐和酗酒有关，为持续性刀割样疼痛，疼痛部位多在上腹，可向左背部放射，疼痛时蜷屈体位和前倾体位可使疼痛缓解。

（2）发热：多为中度发热，持续 3~5 日。若发热不退或逐日升高，尤其持续发热 2~3 周以上者，要警惕胰腺脓肿可能。

（3）恶心、呕吐：多在起病后出现，呕吐物为胃内容物，重者混有胆汁，呕吐后患者无舒适感。

（4）黄疸：病情较轻的可无黄疸。不同原因的黄疸持续时间各异。

2. 体征

（1）疼痛：轻症急性胰腺炎患者有腹部的深压痛，重症急性胰腺炎患者可出现腹肌紧张、压痛、反跳痛腹膜刺激三联征。

（2）腹块：常为急性胰腺假囊肿或胰腺脓肿，一般见于起病后 4 周或 4 周以上。

（3）皮下瘀斑：是血性液体渗透至皮下形成，出现在两肋部者，称 Grey-Tuner 征；出现在脐部者，称 Cullen 征。

（4）其他：如手足搐搦、气短、胸腔积液及腹腔积液等。

3. 并发症

（1）全身并发症：①消化道出血，以上消化道出血多见，出现呕血、黑便，多因应激性溃疡所致；②败血症，早期以革兰阴性杆菌为主，后期可为混合性感染；③多器官功能障碍（MOF），出血坏死性胰腺炎多死于 MOF，如发生急性呼吸窘迫综合征（ARDS）、急性肾衰竭、消化道出血、胰性脑病或弥散性血管内凝血（DIC）等。

（2）局部并发症：①假性囊肿，多于发病 3~4 周形成，囊肿多位于胰腺体尾部，破裂后可形成胰性腹腔积液，合并感染时体温可升高；②胰腺脓肿，多发生于病程 2 周以后，常位于胰体尾部或头尾部后方。胰腺内或胰周的脓液积聚，外周为纤维囊壁。患者常有发热、腹痛、消瘦等营养不良症状。

二、辅助检查

1. 白细胞检查

总数增加，以中性粒细胞比例升高为主，常有核左移现象。

2. C 反应蛋白（CRP）检查

是一种能与肺炎球菌 C 多糖体反应形成复合物的急性时相反应蛋白。在各种急性炎症、组织损伤、细菌感染后数小时迅速升高。CRP 对急性胰腺炎诊断不具特异性，主要用于评估急性胰腺炎的严重程度。CRP 正常值<10 mg/L，当 CRP>150 mg/L 时，提示重症急性胰腺炎。

3. 血清淀粉酶检查

急性胰腺炎的血清淀粉酶在发病 2~12 小时后即升高，>350 单位应考虑本病，>500 单位即可确诊。一般持续 3~5 日后即可恢复。但血清淀粉酶的高低并不与病情成正比，应予以注意。另外，尚有诸多急腹症患者血清淀粉酶也可升高，但很少>500 单位。

4. 尿淀粉酶检查

急性胰腺炎的尿淀粉酶较血淀粉酶升高稍晚，且下降也较慢，一般发病后 12~24 小时上升，可持续 1~2 周开始下降。尿淀粉酶变化仅作参考，其数值在 500~1 000 单位，甚至更高者具有诊断价值。

5. 淀粉酶清除率与肌酐清除率比值测定

测定淀粉酶清除率与肌酐清除率比值（Cam/Ccr）有助于鉴别高淀粉酶血症的病因。Cam/Ccr 公式为：

$$Cam/Ccr = （尿淀粉酶/血淀粉酶）×（血肌酐/尿肌酐）×100\%$$

Cam/Ccr 的正常值为（1.24%±0.13%），一般应<4%，急性胰腺炎时显著增高，达（6.6%±0.3%），在 9~15 日逐渐下降至正常水平，症状加剧时又增高。

6. 血清脂肪酶检查

血清脂肪酶对急性胰腺炎有重要临床意义，尤其当血清淀粉酶活性已经下降至正常或其他原因引起血清淀粉酶活性增高，血清脂肪酶活性测定有互补作用。同样，血清脂肪酶活性与疾病严重程度不呈正相关。

7. 血钙测定

急性胰腺炎时血钙测定轻度下降，一般不需治疗，如显著下降多提示预后险恶。

8. 影像学检查

（1）X 线：胸部、腹部 X 线片对诊断有无胸腔积液、肠梗阻有帮助。

（2）腹部 B 超：可用于有无胆管结石和胰腺水肿、坏死的判断。

（3）腹部 CT：增强 CT 扫描能确切地显示胰腺的解剖结构，可确定急性胰腺炎是否存在及其严重程度以及有无局部并发症，鉴别囊性或实质性病变，判断有无出血、坏死，评价炎症浸润的范围。

（4）MRI：对胰腺炎的诊断与 CT 相似，还可通过 MRCP 判断有无胆胰管梗阻。

三、诊断

（1）急性发作的剧烈而持续性的上腹痛、恶心、呕吐、上腹部压痛，同时有血清淀粉酶活性升高（>正常值上限 3 倍），影像学提示胰腺有或无形态学改变，排除其他急腹症者即可诊断。

（2）重症急性胰腺炎重症标准包括器官衰竭（尤其是休克、肺功能不全、肾衰竭）和（或）局部并发症（尤其是胰腺坏死、脓肿、假性囊肿）。

临床早期诊断重症急性胰腺炎可根据以下表现：①症状，有烦躁不安、四肢厥冷等休克症状；②体征，有腹肌强直、腹膜刺激征；③血钙<2.0 mmol/L，血糖>11.2 mmol/L（无糖尿病病史），血清及尿淀粉酶突然下降；④腹穿有高淀粉酶活性的腹腔积液。

四、治疗

急性胰腺炎的治疗原则为减轻腹痛、减少胰腺分泌、防治并发症。多数患者属于轻症急性胰腺炎，经 3~5 日积极治疗多可治愈。重症急性胰腺炎必须采取综合性措施，积极抢救治疗。

1. MAP 治疗

以内科治疗为主。

（1）禁食及胃肠减压：目的在于减少胃酸分泌，进而减少胰液分泌，以减轻腹痛和腹胀。

（2）静脉输液：补充血容量，维持水、电解质和酸碱平衡。

（3）镇痛：腹痛剧烈者可给予哌替啶。

（4）抗感染：我国大多数急性胰腺炎与胆管疾病有关，故多应用抗生素。

（5）抑酸治疗：静脉给予 H_2 受体阻滞剂或质子泵抑制剂。

2. SAP 治疗

（1）监护：转入重症监护病房（ICU）进行病情监测。

（2）维持水、电解质平衡：积极补充液体和电解质，维持有效循环血量。伴有休克者，应给予白蛋白、全血或血浆代用品。

（3）营养支持：早期一般采用全胃肠外营养（TPN），如无肠梗阻，应尽早过渡到肠内营养（EN），以增强肠道黏膜屏障。

（4）抗感染治疗：重症患者常规使用抗生素，以预防胰腺坏死并发感染，选用对肠道移位细菌敏感且对胰腺有较好渗透性的抗生素，常用药物有氧氟沙星、环丙沙星、克林霉素、甲硝唑及头孢菌素类等。

（5）减少胰液分泌：生长抑素具有抑制胰液和胰酶分泌，抑制胰酶合成的作用。尤以生长抑素和奥曲肽疗效较好，生长抑素剂量为 250 μg/h，奥曲肽为 25~50 μg/h，持续静滴，疗程 3~7 日。

（6）抑制胰酶活性：仅用于 SAP 的早期，常用药物有抑肽酶 20 万~50 万 U/d，分 2 次溶于葡萄糖注射液静滴，加贝酯 100~300 mg 溶于 500~1 500 mL 葡萄糖盐水，每小时2.5 mg/kg，静滴。

3. 并发症治疗

对急性出血坏死型胰腺炎伴腹腔内大量渗液或伴急性肾衰竭者，可采用腹膜透析治疗；急性呼吸窘迫综合征除药物治疗外，可作气管切开和应用呼吸机治疗；并发糖尿病患者可使用胰岛素。

4. 其他治疗

（1）内镜下 Oddi 括约肌切开术（EST）：适用于胆源性胰腺炎合并胆管梗阻或胆管感染者。

（2）中医中药治疗：对急性胰腺炎有一定疗效。常用药有柴胡、黄连、黄芩、枳实、厚朴、木香、白芍、芒硝、大黄（后下）等，随症加减。

（3）外科治疗：①腹腔灌洗可清除腹腔内细菌、内毒素、胰酶、炎性因子等；②对于急性出血坏死型胰腺炎经内科治疗无效或胰腺炎并发脓肿、假性囊肿、弥漫性腹膜炎、肠穿孔、肠梗阻及肠麻痹坏死时，需实施外科手术治疗。

五、护理评估

1. 一般情况

患者的年龄、性别、职业、婚姻状况、健康史、既往史、心理状况、自理能力等。

2. 身体状况

①消化系统症状：腹痛、腹胀、恶心、呕吐、排气、排便等情况；②全身情况：生命体征，神志、精神状态，有无发热、呼吸困难、呼吸窘迫等情况。

六、护理诊断

1. 疼痛

与胰腺与周围组织炎症有关。

2. 有体液不足的危险

与呕吐、禁食、胃肠减压、脱水、出血有关。

3. 体温过高

与胰腺炎症、坏死，继发感染有关。

4. 恐惧

与剧烈腹痛及病情进展急骤有关。

5. 潜在并发症

包括急性肾衰竭、心力衰竭、败血症、急性呼吸窘迫综合征。

6. 知识缺乏

缺乏有关本病的病因和预防知识。

7. 自理能力下降

与剧烈腹痛有关。

七、护理措施

1. 休息与体位

（1）胰腺炎患者应卧床休息，保证睡眠及环境安静，以降低代谢及胰腺分泌，增加脏器的血流量，促进组织修复和体力恢复，改善病情。

（2）协助患者选择舒适的卧位，鼓励其翻身。防止因剧痛在床上辗转不宁而坠床，必要时加床挡，周围不要有危险物，以保证安全。

2. 疼痛护理

（1）禁食，必要时胃肠减压，以减少对胰腺的刺激。

（2）评估疼痛的部位、性质、程度，疼痛>5分或难以忍受，联系医师给予镇痛解痉药物，30分钟后观察镇痛效果。禁用吗啡，因吗啡可引起Oddi括约肌收缩，增加胆管内压力。

（3）协助变换体位，取半卧位，使膝弯曲，靠近胸部以缓解疼痛。按摩背部，增加舒适感。

3. 饮食护理

急性期应禁食，防止食物及酸性胃液进入十二指肠刺激胰腺分泌消化酶，加重胰腺炎。禁食时每日应补液 2 000~3 000 mL，以补充血容量，重症者每日补液 5 000~10 000 mL。胃肠减压时补液量应适当增加，注意补充电解质，维持电解质及酸碱平衡。腹痛和呕吐症状控制后（淀粉酶正常）可逐步给予进食，饮食要循序渐进，开始时可给患者饮水，无腹痛时可给予对胰腺刺激较小的糖类饮食，应从流食逐渐过渡到软食，症状缓解后可选用少量优质蛋白质（25 g/d），有利于胰腺的恢复，忌油腻饮食。

4. 病情观察

（1）注意观察及详细了解患者疼痛的规律和特点，注意观察疼痛的部位、性质、发作规律，呕吐物及粪便颜色、性质和数量。对呕吐者应准确记录出入量，并注意监测酸碱代谢和电解质变化。

（2）重症胰腺炎患者腹痛主要表现为腹正中或偏左突发疼痛、持续性刀割样剧痛，一般镇痛药不能缓解，可伴频繁的反射性恶心、呕吐，具有"症征分离"的特点。

（3）严密监测患者的体温、脉搏、呼吸、血压、血氧饱和度及血气分析，如患者体温不升，同时血压升高、心率增快、尿量减少，提示循环功能衰竭，有休克的危险。立即通知医师给予血管活性药物，每 4 小时监测体温 1 次，如果体温>39 ℃则提示有感染，立即给予物理降温、抗感染等治疗。

（4）一般患者早期有低氧血症，故早期应给予中低流量持续氧气吸入，必要时面罩给氧，如出现血氧饱和度继续下降，呼吸增快，意识改变，则应及早报告医师，给予呼吸机辅助呼吸，必要时行气管切开，同时保持呼吸道通畅，及时吸痰。

5. 管道护理

（1）胃管的护理：妥善固定，保持负压吸引。观察胃管的引流量、色、性质。保持胃管的通畅，常规每班 2 次检查胃管的通畅性，若发现胃管不通畅，可试冲胃管。

（2）腹腔引流管/胰周引流管的护理：妥善同定，定时挤压，保持引流通畅。观察引流液的量、色、性质，必要时配合医师做引流管的冲洗

（3）肠内营养的护理：进行肠内营养阶段，做好肠内营养的护理，营养液滴注前后应用生理盐水或温开水冲洗，持续滴注时 4 小时冲洗 1 次，保持滴注通畅。滴注完成后冲管并用封口塞封住营养管末端，没有封口塞时则将营养管末端反折并用无菌纱布包扎，妥善固定于腹部皮肤上。

（4）导尿管的护理：妥善固定，保持引流通畅，每日 2 次会阴护理。记录尿量。置管后次日起做好导尿管的夹管锻炼，以了解患者膀胱感觉的恢复情况及保持膀胱功能。根据患者的病情需要、体质和膀胱功能恢复情况选择拔除导尿管的时间。

6. 用药护理

（1）遵医嘱给予镇痛药。

（2）观察镇痛药的效果，使用阿托品或山莨菪碱效果不佳时应及时通知医师，可加用哌替啶，必要时可重复给予解痉镇痛药，若疼痛持续存在，应考虑是否并发胰腺脓肿和假性囊肿形成。如疼痛剧烈，腹肌紧张、压痛、反跳痛明显，提示并发腹膜炎，应报告医师及时处理。

（3）遵医嘱正确输入广谱、脂溶性好、易透过胰腺的抗生素。

7. 发热护理

(1) 监测患者体温的变化，注意热型及体温升高的程度。

(2) 高热时可采取头部冷敷、酒精擦浴等物理方法降温，并观察降温效果。

(3) 遵医嘱使用抗生素，严格执行无菌操作。

(4) 病房注意定期进行空气消毒，减少探视人数。协助患者做好个人卫生。

8. 口腔护理

胰腺炎患者在禁食期间一般不能饮水，口渴者可含漱或湿润口唇，为了减轻因胃肠减压、安置鼻导管引起的不适及口腔干燥，每日可用消毒液状石蜡于胃肠减压管周围涂抹，定时清洗口腔，口唇干燥者可用液状石蜡润唇。

9. 心理护理

与患者建立互相信赖的护患关系，做好患者和家属的解释和安慰工作，稳定患者情绪，允许家属陪护以给予亲情支持。收集患者的相关信息，观察患者的情绪反应，了解患者对急性胰腺炎的恐惧程度，给予患者同情、理解和关心，积极影响患者的心理活动。向患者和家属讲解有关急性胰腺炎的理论知识、手术和药物治疗大致过程，使其了解急性胰腺炎的预后，稳定其情绪，主动配合治疗和护理。

10. 特殊治疗的护理

(1) 抗生素使用的护理：应早期、联合、足量静脉给予抗生素，降低感染率和病死率。用药期间熟悉各类抗生素的半衰期和组织内的有效浓度，现配现用。严格无菌原则，注意配伍禁忌，防止发生药物反应。

(2) 减少胰腺分泌的护理：给予禁食、胃肠减压，使用抑制胰腺分泌的药物。在此期间，要注意观察胃肠减压液的颜色、性质、量，准确记录 24 小时的引流量，保持胃管通畅和有效负压。加强口腔护理，预防感染。同时注意观察腹痛、腹胀、恶心症状是否改变，发现不适，及时报告医师。

(3) 灌肠前后的护理：每次灌肠前让患者排尽尿、便，以利于药物在肠腔内的保留，保留时间约 1 小时，灌肠液加热至 36~38 ℃，温度过高会刺激肠黏膜充血、水肿，加速药物排出，温度过低会使肠蠕动减弱，不利于药物的吸收。灌肠液距肛门约 30 cm，速度 60~80 滴/分。

(4) 血液滤过治疗的护理：建立和保护血管通路，采用股静脉双腔管建立血液通路，在进行血液滤过过程中，严格无菌操作，更换液体时，接口处用碘伏消毒并用无菌纱布包好。妥善固定好各种管道，保证各管道的通畅、密闭。在翻身及搬运患者时注意防止管路打折、受压、扭曲或脱出。

(5) 防止体外循环凝血：凝血是最严重的并发症之一，治疗期间严密观察患者的牙龈、结膜及皮肤出血点的情况。及时给予肝素抗凝并根据凝血时间调整肝素用量。如疑有凝血现象（如滤器的中空纤维出现黯红色条纹）或跨膜压升高或静脉压升高，应及时更换滤器、管路。

(6) 生命体征的监测：设专人护理，严密监测患者的血压、脉搏、心率、呼吸、意识状态、血氧饱和度。每小时监测中心静脉压、尿量等情况，记录 24 小时出入量，保证出入量平衡。

11. 急性呼吸窘迫综合征的护理

急性呼吸窘迫综合征是重症急性胰腺炎最突出的临床表现，患者会突然发生呼吸困难、过度换气、发绀、焦虑、大汗等症状，并且吸氧不能缓解，血氧饱和度进行性下降，应立刻通知医师，积极处理。

（1）注意观察患者呼吸频率、节律、深浅度及口唇、甲床的变化，根据病情给予动脉血气分析。

（2）保持呼吸道的通畅，及时清除呼吸道分泌物，并给予糜蛋白酶+生理盐水雾化吸入。协助患者翻身、拍背，指导患者有效咳嗽，必要时给予吸痰。

（3）常规使用抗生素预防感染，一般给予第三代头孢类或喹诺酮类，以血培养或腹腔液培养及药敏试验为依据。

（4）如果出现难以纠正的低氧血症，可使用面罩高流量给氧，必要时给予呼吸机辅助呼吸，呼吸机应遵循"早上早下"原则，以减少呼吸机引起的并发症，根据病情监测血气分析，以调节呼吸参数。

12. 消化道出血的护理

（1）重症急性胰腺炎患者由于长期禁食、胃肠减压，引起机体应激性溃疡或胰源性门静脉高压，出现上、下消化道出血。主要表现突发腹痛、腹胀、心动过速、低血压，胃肠减压引出咖啡色液体等，严重时可出现呕血、便血。应立即通知医师，遵医嘱给予止血、抗酸、生长抑素静脉泵入等治疗。

（2）嘱患者卧床休息，保持情绪稳定。同时密切监测患者的血压、心率、呼吸及意识的改变。观察胃肠减压液及粪便的色、质、量，必要时留取标本送检。

（3）如患者需要输血，要严格执行三查七对，输血时单独使用一条通路，严密观察，防止发生输血反应。

（4）预防和治疗消化道出血最重要的是积极有效地治疗重症急性胰腺炎，去除病因。

13. 胰性脑病的护理

（1）密切观察患者的意识、瞳孔、心率、血压、呼吸等变化。

（2）部分患者会出现烦躁不安、意识障碍或嗜睡、谵妄，继而发生昏迷，所以要早发现，早报告，早治疗，预防胰性脑病的发生。

（3）对于意识不清、烦躁不安的患者要加强安全护理，严防跌倒、坠床等意外发生。对使用呼吸机的患者，要给予四肢约束，防止患者躁动不安时拔出气管插管。

14. 肾衰竭的护理

（1）肾衰竭患者会出现少尿、无尿、电解质紊乱等症状。应严密监测患者的尿量、色及电解质、肾功能等各项指标，准确记录24小时出入量。观察患者使用利尿药后的利尿效果并记录。

（2）检查患者四肢及眼睑有无水肿，保持患者皮肤清洁、干燥，四肢给予悬空减压。

（3）使用药物前要考虑其对肾脏的损害作用。

（4）保持留置导尿管通畅，每日给予尿道口护理或会阴冲洗2次，防止尿路感染。如患者每小时尿量<30 mL或24小时尿量<400 mL，应及时报告医师，给予血液滤过或透析治疗。

15. **休克的护理**

（1）注意观察患者有无烦躁不安，面色、皮肤苍白，口唇、甲床轻度发绀，心率加快，呼吸频率增加，出冷汗，脉搏细数，血压下降，脉压缩小，尿量减少等休克表现。

（2）应立即协助患者取休克卧位（头躯干抬高 15°~20°，下肢抬高 20°~30°），建立静脉通道，必要时建立 2~3 条静脉通道。合理安排输液顺序（先快后慢，先盐后糖，先晶后胶，见尿补钾），遵医嘱及时、正确给药。

（3）保持呼吸道通畅，及时吸痰、给氧，必要时给予人工呼吸、气管插管或气管切开。

（4）尽快消除休克原因，如止血、镇静、镇痛（有呼吸困难者禁用吗啡）、抗过敏、抗感染。

（5）严格交接班，交接班时对患者的基础疾病、诊治经过、药物准备情况、患者目前情况、特殊医嘱和注意事项等详细进行交接，每班要详细记录。

16. **治疗过程中出现其他情况的护理**

（1）胰瘘：当从腹壁渗出或引流出无色透明或胆汁样液体时应疑为胰瘘，应密切观察引流液的色泽和性质，动态监测引流液的胰酶值。注意保持负压引流通畅和引流管周围皮肤干燥、清洁。涂以氧化锌软膏，防止胰液对皮肤的浸润和腐蚀。

（2）肠瘘：当腹部出现明显的腹膜刺激征，且引流出粪汁样或输入的肠内营养样液体时，应考虑肠瘘。要保持局部引流通畅，保持水、电解质平衡，加强营养支持治疗。

（3）胰腺假性囊肿：观察，必要时手术，术后按开腹引流术后护理。

（4）胰腺脓肿：手术行外引流，术后按开腹引流术后护理。

（5）DIC：评估皮肤、黏膜出血点，凝血功能，使用肝素。

八、健康教育

（1）鼓励患者每日进行可耐受的活动，以不出现心悸、气短、乏力等症状为宜。

（2）积极治疗胆管结石，消除诱发胰腺炎的因素。告知患者饮酒与胰腺炎的关系，强调戒酒的重要性。

（3）宣教低脂、高热量、高蛋白、富含维生素、易消化饮食的意义，少量多餐。

（4）指导患者遵医嘱服药及服药须知，如药名、作用、剂量、途径、不良反应及注意事项。

（5）指导疼痛评估法，放松疗法及正确使用镇痛药物。放置各种导管的目的、注意事项和引起的不适。

（6）指导并发糖尿病患者进行饮食控制，宣教糖尿病饮食和相关注意事项。

（7）保持良好的精神状态，避免情绪激动。

（8）帮助患者及家属正确认识胰腺炎易复发的特性，强调预防复发的重要性。注意腹部体征，若出现左上腹剧烈疼痛应及时就诊。

（周　围　苑咸红）

第五节　溃疡性结肠炎

溃疡性结肠炎（UC）是一种原因不明的主要发生在结肠黏膜层的炎症性病变，以溃疡糜烂为主，多起始于远段结肠，也可遍及全部结肠，以血性黏液便、腹痛、里急后重、腹泻为主要症状，可发生于任何年龄，多发生在 20～40 岁，也可见于儿童和老年人，男女发病率无明显差别。起病缓慢，病程可为持续性或呈活动期与缓解期交替的慢性过程。

UC 病因未完全阐明，现有多种病因学说：①感染因素；②免疫异常；③遗传因素；④精神因素。

一、临床表现

1. 症状及体征

起病多数缓慢，少数急性起病，偶见急性暴发起病。病程呈慢性经过，多表现为活动期与缓解期交替，少数症状持续并逐渐加重。

（1）消化系统表现。

1）腹泻和黏液脓血便：见于绝大多数患者。黏液脓血便是本病活动期的重要表现，排便次数及便血的程度反映病情轻重。

2）腹痛：一般主诉有轻度至中度腹痛，多为左下腹或下腹的阵痛，也可涉及全腹。有疼痛便意便后缓解的规律，常有里急后重。

3）其他症状：可有腹胀，严重者伴有食欲缺乏、恶心、呕吐。

4）体征：左下腹轻压痛，重型和暴发型患者常有明显压痛和鼓肠。若有腹肌紧张、反跳痛、肠鸣音减弱应注意中毒性巨结肠、肠穿孔等并发症。

（2）全身表现：中、重型患者活动期常有低度至中度发热，高热多提示并发症或见于急性暴发型。重症或病情持续活动可出现衰弱、消瘦、贫血、低蛋白血症、水与电解质平衡紊乱等表现。

（3）肠外表现：本病可伴有多种肠外表现，包括外周关节炎、结节性红斑、巩膜外层炎、前葡萄膜炎、口腔复发性溃疡等。

（4）并发症。

1）中毒性巨结肠：多发生在暴发型或重症溃疡性结肠炎患者。结肠病变广泛而严重，多以横结肠最严重。常因低钾、钡剂灌肠、使用抗胆碱药而诱发。表现为病情急剧恶化，毒血症明显，水、电解质平衡紊乱，持续性剧烈腹痛，鼓肠，腹部压痛，肠鸣音消失。血常规白细胞计数显著增加。X 线腹部平片见结肠扩大，结肠袋消失。预后差，易引起急性肠穿孔。

2）直肠、结肠癌变：多见于广泛性结肠炎、幼年起病而病程漫长者。

3）其他并发症：肠出血、肠穿孔、肠梗阻等。

2. 临床分型

按本病的病程、程度、范围及病期进行综合分型。

（1）类型：①初发型，指无既往史的首次发作；②慢性复发型，临床上最多见，活动期与缓解期交替；③慢性持续型，症状持续，间以症状加重的急性发作；④急性暴发型，少见，急性起病，病情严重，全身毒血症明显。各型可相互转化。

（2）临床严重程度：①轻度，腹泻每日<4 次，便血轻或无，无发热、脉数，贫血无或轻，红细胞沉降率正常；②重度，腹泻每日>6 次，并有明显的黏液脓血便，体温>37.5 ℃、脉搏>90 次/分，血红蛋白<100 g/L，红细胞沉降率>30 mm/h；③中度，介于轻度与重度之间。

（3）病变范围：可分为直肠炎、直肠—乙状结肠炎、广泛性或全结肠炎。

（4）病情分期：分为活动期和缓解期。

二、辅助检查

1. 血液检查

血常规示血红蛋白下降，白细胞计数在活动期可有增多。红细胞沉降率加快和 C 反应蛋白增高是活动期的标志。严重病例人血清蛋白下降。血中外周型抗中性粒细胞胞质抗体（ANCA）约 70% 阳性。

2. 粪便检查

粪便肉眼观有黏液脓血，显微镜检见红细胞和脓细胞，急性活动期可见巨噬细胞。粪便病原学检查目的是要排除感染性结肠炎，需反复多次进行（至少连续 3 次），包括：①常规致病菌培养；②取新鲜粪便，找溶组织阿米巴滋养体及包囊；③有血吸虫疫水接触史者做粪便集卵和孵化，以排除血吸虫病。

3. X 线钡餐灌肠检查

X 线特征主要有：①黏膜粗乱和（或）颗粒样改变；②肠管边缘呈锯齿状或毛刺样，肠壁有多发性小充盈缺损；③肠管缩短，结肠袋消失呈铅管状。重型或暴发型病例不宜做钡剂灌肠检查，以免加重病情或诱发中毒性巨结肠。

4. 活组织检查

（1）活动期：①固有膜内有弥漫性慢性炎性细胞、中性粒细胞、嗜酸性粒细胞浸润；②隐窝有急性炎性细胞浸润；③隐窝上皮增生，杯状细胞减少；④可见黏膜表层糜烂、溃疡形成和肉芽组织增生。

（2）缓解期：①中性粒细胞消失，慢性炎性细胞减少；②隐窝大小、形态不规则，排列紊乱；③腺上皮与黏膜肌层间隙增宽；④潘氏细胞化生。

三、治疗

1. 一般治疗

强调休息、饮食和营养。针对病情严重程度，可予流食或半流食，甚至完全胃肠外营养治疗。及时纠正水、电解质平衡紊乱以及贫血、低蛋白血症。对腹痛、腹泻进行对症治疗，使用抗胆碱药或止泻药，如洛哌丁胺，宜慎重，重症患者应禁用。

2. 药物治疗

（1）活动期的治疗：尽快控制炎症，缓解症状。

1）轻度 UC：SASP 制剂，每日 3~4 g，分次日服或用相当剂量的 5-ASA 制剂。病变分布于远段结肠者可酌用 SASP 或 5-ASA 栓剂 0.5~1 g，每日 2 次；5-ASA 灌肠液 1~2 g 或氢化可的松琥珀酸钠盐灌肠液 100~200 mg，每晚 1 次保留灌肠；有条件者可用布地奈德 2 mg 保留灌肠，每晚 1 次；也可用中药保留灌肠。

2）中度 UC：可用上述剂量的水杨酸类制剂治疗，反应不佳者适当加量或改口服糖皮质激素，常用泼尼松 30~40 mg/d 口服。

3）重度 UC：一般病变范围较广，病情发展较快，需足量给药。

未使用过糖皮质激素者，可口服泼尼松或泼尼松龙 40~60 mg/d，观察 7~10 日，也可直接静脉给药；已使用过者，应静脉滴注氢化可的松 300 mg/d 或甲泼尼龙 48 mg/d。

肠外应用广谱抗生素控制肠道继发感染，如硝基咪唑、喹诺酮类或头孢类抗生素等。

静脉使用糖皮质激素 7~10 日后无效者可考虑环孢素 2~4 mg/（kg·d）静脉滴注 7~10 日，并应严格监测血药浓度。顽固性 UC 也可考虑其他免疫抑制剂，如硫唑嘌呤（Aza）、巯嘌呤（6-MP）等，剂量和用法参考相关药典和教科书。

患者卧床休息，适当输液，补充电解质。便血量大、Hb<90 g/L 和持续出血者应考虑输血。营养不良、病情较重者可用要素饮食，病情严重者应予肠外营养。

上述治疗无效者，当条件允许时可采用白细胞洗脱疗法。并应及时请内、外科会诊，确定结肠切除手术的时机和方式。慎用解痉剂及止泻剂，密切监测患者的生命体征和腹部体征变化，尽早发现和处理并发症。

（2）缓解期的治疗：缓解期应继续维持治疗，预防复发。除初发病例、轻症远段结肠炎患者症状完全缓解后可停药观察外，所有患者完全缓解后均应继续维持治疗。SASP 的维持治疗剂量一般为控制发作之半，多用 2~3 g/d，同时口服叶酸。也可用与诱导缓解相同剂量的 5-ASA 类药物。6-MP 或 Aza 等用于上述药物不能维持或对糖皮质激素依赖者。

（3）其他治疗：5-ASA 与免疫抑制剂均无效者，应考虑新型生物治疗剂，如抗肿瘤坏死因子 α（TNF-α）单克隆抗体，也可用益生菌维持治疗。中药方剂可辨证施治，适当选用。多种中药灌肠制剂也有一定的疗效。

3. 手术治疗

（1）绝对指征：大出血、穿孔、明确或高度怀疑癌肿及组织学检查发现重度异型增生或肿块性损害轻中度异型增生。

（2）相对指征：①重度 UC 伴中毒性巨结肠、静脉用药无效者；②内科治疗症状顽固、体能下降、对糖皮质激素抵抗或依赖的顽固性病例，替换治疗无效者；③UC 合并坏疽性脓皮病、溶血性贫血等肠外并发症者。

四、护理评估

1. 一般情况

患者的年龄、性别、职业、婚姻状况、健康史、心理、自理能力等。

2. 身体状况

（1）消化系统症状：腹泻、腹痛、腹胀情况，食欲缺乏、恶心、呕吐等情况。

（2）全身情况：生命体征、神志、精神状态，有无发热、脉数等症状；有无衰弱、消瘦、贫血、低蛋白血症、水与电解质平衡紊乱等表现。

3. 评估疾病状况

评估疾病的临床类型、严重程度及病变范围。

五、护理诊断

1. 腹泻

与肠道炎症导致肠黏膜对水、钠吸收障碍以及炎性刺激导致肠蠕动增加有关。

2. 舒适的改变

与肠道黏膜的炎性浸润及溃疡导致的腹痛有关。

3. 营养失调：低于机体需要量

与长期频繁腹泻及吸收不良有关。

4. 焦虑

与病程长、病情易反复有关。

5. 知识缺乏

与缺乏自我保健知识有关。

6. 潜在并发症

包括中毒性巨结肠、直肠及结肠癌变、肠道大出血、肠梗阻。

六、护理措施

1. 休息与活动

（1）急性发作期或者病情严重时均需卧床休息。

（2）应鼓励轻症或缓解期患者参加一般的轻松工作，适当休息。

（3）避免过度劳累，注意劳逸结合。

2. 饮食护理

（1）急性发作期，应进食流食或半流食；病情严重者应禁食，使肠道得到休息，以利于减轻炎症、控制症状。

（2）保持室内空气新鲜，提供良好的进餐环境，避免不良刺激以增加食欲。

（3）合理选择饮食，摄入高热量、高蛋白、多种维生素、柔软、少纤维的食物，少食多餐。

（4）避免食用生冷、刺激性强、易产生过敏反应的食物。因服用牛奶导致腹泻加重者，应避免服用牛奶及乳制品。

3. 用药护理

（1）告知患者及家属坚持用药的重要性，说明药物的具体服用方法及不良反应。

（2）嘱患者坚持治疗，勿随意更换药物、减药或停药。服药期间要定期复查血常规。

（3）告知患者及家属勿擅自使用解痉剂，以免诱发结肠扩张。

（4）教会患者家属识别药物的不良反应：服用柳氮磺胺吡啶（SASP）时，可出现恶心、呕吐、食欲不振、皮疹、粒细胞减少、再生障碍性贫血、自身免疫性溶血等，应餐后服药，多饮水。服用糖皮质激素者，要注意激素不良反应，不可随意减药、停药，防止反跳现象发生。应用硫唑嘌呤或巯嘌呤可出现骨髓抑制的表现，需注意监测白细胞计数。出现异常情况，如疲乏、头痛、发热、手足发麻、排尿不畅等症状应及时就诊，以免耽误病情。

4. 心理护理

（1）正确认识疾病，树立信心。

（2）保持心情平和、舒畅，自觉地配合治疗。

（3）情绪波动是本病发作或加重的诱因，注意心理状态变化，及时宣泄不良情绪，及时给予心理疏导和心理支持。

（4）病情许可时，可参加适当的活动分散注意力，能自己控制情绪，调节心理状态，避免精神过度紧张、焦虑，减轻或避免高级神经功能紊乱而加重病情。

5. 病情观察及护理

（1）观察排便的次数、颜色、性状及量。

（2）准确记录出入量。

（3）观察腹痛变化，如毒血症明显，高热伴腹胀、腹部压痛、肠鸣音减弱或消失或出现腹膜刺激征提示有并发症。遵医嘱给药，采用舒适的体位，指导患者使用放松技巧。

（4）物理降温，可用冰袋冰敷、酒精擦浴、温水擦浴等，必要时给予退热剂。

（5）保护肛门及周围皮肤的清洁、干燥，手纸应柔软，动作要轻柔。排便后可用温开水清洗肛门及周围皮肤，必要时局部可涂抹紫草油或鞣酸软膏以保护皮肤。

（6）选择个性化的灌肠时间，行保留灌肠治疗前，患者应排尽尿、便，取左侧卧位，抬高臀部 10 cm 左右，使药液不易溢出，灌肠速度宜缓慢。

6. 恢复期护理

（1）应增强自我保健意识，提高治疗依从性。

（2）避免溃疡性结肠炎复发的常见诱因，如精神刺激、过度劳累、饮食失调、感染、擅自减药或停药。

（3）建立积极的应对方式，提供较好的家庭及社会支持。

（4）避免情绪激动，减少生活事件的刺激。

（5）定期复诊，如有腹泻、腹痛、食欲不振、消瘦等症状随时复查，发生腹痛加剧或出现黑便应立即就诊。

七、健康教育

（1）出院后坚持服药治疗，缓解期主要以氨基水杨酸制剂进行维持治疗。维持治疗时间至少 3 年。

（2）注意饮食有节，腹痛、腹泻者宜食少渣、易消化、低脂肪、高蛋白质饮食。尽量避免可疑不耐受的食物，如鱼、虾、蟹、鳖、牛奶、花生等。忌食辣椒及生冷食品，戒除烟酒嗜好。

（3）注意衣着，保持冷暖相适。

（4）注意劳逸结合，避免劳累，适当进行体育锻炼以增强体质，预防肠道感染，对防止复发或病情进一步发展有一定作用。保持心情舒畅。

（5）有肠道感染应及早治疗。

（玄春艳　鲁海燕）

第六章

神经内科疾病护理

第一节　中枢神经系统感染性疾病

中枢神经系统（CNS）感染性疾病是指各种生物病原体侵犯中枢神经系统实质、脑膜和血管等引起的急性或慢性炎症性（或非炎症性）疾病。引起疾病的生物病原体包括病毒、细菌、螺旋体、寄生虫、真菌、立克次体和朊蛋白等。临床上根据中枢神经系统感染的部位不同可分为脑炎、脊髓炎或脑脊髓炎，主要侵犯脑和（或）脊髓实质；脑膜炎、脊膜炎或脑脊膜炎，主要侵犯脑和（或）脊髓软膜；脑膜脑炎，脑实质和脑膜合并受累。生物病原体主要通过血行感染、直接感染和神经干逆行感染等途径进入中枢神经系统，以下主要介绍脑膜炎患者的护理。

一、病毒性脑膜炎患者的护理

病毒性脑膜炎是一组由各种病毒感染引起的脑膜急性炎症性疾病。多为急性起病，出现病毒感染的全身中毒症状如发热、头痛、畏光、恶心、呕吐、肌痛、食欲减退、腹泻和全身乏力等，并伴有脑膜刺激征，通常儿童病程超过1周，成人可持续2周或更长。本病大多呈良性过程。

（一）专科护理

1. 护理要点

急性期患者绝对卧床休息，给予高热量、高蛋白、高维生素、易消化的流食或半流食，不能进食者给予鼻饲。密切观察病情变化，除生命体征外，必须观察瞳孔、精神状态、意识改变，有无呕吐、抽搐症状，及时发现是否有脑膜刺激征和脑疝的发生。

2. 主要护理问题

（1）急性疼痛：头痛与脑膜刺激征有关。

（2）潜在并发症：脑疝与脑水肿导致颅内压增高有关。

（3）体温过高：与病毒感染有关。

（4）有体液不足的危险：与反复呕吐、腹泻导致失水有关。

3. 护理措施

（1）一般护理

1）为患者提供安静、温湿度适宜的环境，避免声光刺激，以免加重患者的烦躁不安、头痛及精神方面的不适感。

2）衣着舒适，患者内衣以棉制品为宜，勤洗勤换，且不易过紧；床单保持清洁、干燥、无渣屑。

3）提供高热量、高蛋白质、高维生素、低脂肪的易消化饮食，以补充高热引起的营养物质消耗。鼓励患者增加饮水量，1 000~2 000 mL/d。

4）做好基础护理，给予口腔护理，减少患者因高热、呕吐引起的不适感，并防止感染；加强皮肤护理，防止降温后大量出汗带来的不适。

（2）病情观察及护理。

1）严密观察患者的意识、瞳孔及生命体征的变化，及时准确地报告医师。积极配合医师治疗，给予降低颅内压的药物，减轻脑水肿引起的头痛、恶心、呕吐等，防止脑疝的发生。保持呼吸道通畅，及时清除呼吸道分泌物，定时叩背、吸痰，预防肺部感染。

2）发热患者应减少活动，以减少氧耗量，缓解头痛、肌痛等症状。发热时可采用物理方法降温，可用温水擦浴、冰袋和冷毛巾外敷等措施。必要时遵医嘱使用药物降温，使用时注意药物的剂量，尤其对年老体弱及伴有心血管疾病患者应防止出现虚脱或休克现象。监测体温应在行降温措施 30 分钟后进行。

3）评估患者头痛的性质、程度及规律，恶心、呕吐等症状是否加重。患者头痛时指导其卧床休息，改变体位时动作要缓慢。讲解减轻头痛的方法，如深呼吸、倾听音乐、引导式想象、生物反馈治疗等。

4）意识障碍患者给予侧卧位，备好吸引器，及时清理口腔，防止呕吐物误入气管而引起窒息。观察患者呕吐的特点，记录呕吐的次数，呕吐物的性质、量、颜色、气味，遵医嘱给予止吐药，帮助患者逐步恢复正常饮食和体力。指导患者少量多次饮水，以免引起恶心及呕吐；剧烈呕吐不能进食或严重水、电解质失衡时，给予外周静脉营养，准确记录 24 小时出入量，观察患者有无失水征象，依失水程度不同，患者可出现软弱无力、口渴、皮肤黏膜干燥和弹性减低，尿量减少、尿比重增高等表现。

5）抽搐的护理：抽搐发作时，应立即松开患者衣领和裤带，取下活动性义齿，及时清除口鼻腔分泌物，保持呼吸道通畅；放置压舌板于上、下白齿之间，防止舌咬伤，必要时用舌钳将舌拖出，防止舌后坠阻塞呼吸道；谵妄躁动时给予约束带约束，勿强行按压肢体，以免造成肢体骨折或脱臼。

（二）健康教育

1. 疾病知识指导

（1）概念：病毒性脑膜炎又称无菌性脑膜炎，是一组由各种病毒感染引起的脑膜急性炎症性疾病，主要表现为发热、头痛和脑膜刺激征。

（2）形成的主要原因：85%~95%的病毒性脑膜炎由肠道病毒引起，主要经粪—口途径传播，少数经呼吸道分泌物传播。

（3）主要症状：多为急性起病，出现病毒感染的全身中毒症状，如发热、畏光、头痛、肌痛、食欲减退、腹泻和全身乏力等，并伴有脑膜刺激征。幼儿可出现发热、呕吐、皮疹等，而颈项强直较轻微甚至缺如。

（4）常用检查项目：血常规、尿常规、腰椎穿刺术、脑电图、头部 CT、头部 MRI。

（5）治疗：主要治疗方法是对症治疗、支持治疗和防治并发症。对症治疗如剧烈头痛可用止痛药，癫痫发作可首选卡马西平或苯妥英钠，抗病毒治疗可用阿昔洛韦，脑水肿可适当应用脱水药。

（6）预后：预后良好。

（7）其他：如疑为肠道病毒感染应注意粪便处理，注意手部卫生。

2. 饮食指导

（1）给予高蛋白、高热量、高维生素等营养丰富的食物，如鸡蛋、牛奶、豆制品、瘦肉，有利于增强机体抵抗力。

（2）长期卧床的患者易引起便秘，用力屏气排便、过多的水钠潴留都易引起颅内压增高，为保证大便通畅，患者应多食粗纤维食物，如芹菜、韭菜等。

（3）应用甘露醇、速尿等脱水剂期间，患者应多食含钾高的食物如香蕉、橘子等，并要保证水分摄入。

（4）不能经口进食者，遵医嘱给予鼻饲，制订鼻饲饮食计划表。

3. 用药指导

（1）脱水药：保证药物滴注时间、剂量准确，注意观察患者的反应及皮肤颜色、弹性的变化，记录 24 小时出入量，注意监测肾功能。

（2）抗病毒药：应用阿昔洛韦时注意观察患者有无谵妄、皮疹、震颤及血清转氨酶暂时增高等不良反应。

4. 日常生活指导

（1）保持室内环境安静、舒适、光线柔和。

（2）高热的护理。

1）体温上升阶段：寒战时注意保暖。

2）发热持续阶段：给予物理降温，必要时遵医嘱使用退热药，并要注意补充水分。

3）退热阶段：要及时更换汗湿衣服，防止受凉。

（3）腰椎穿刺术后患者取去枕平卧位 4~6 小时，以防止低颅压性头痛的发生。

（三）循证护理

病毒性脑膜炎是由各种病毒引起中枢神经系统的炎症性疾病，其发病机制可能与病毒感染和感染后的免疫反应有关。而症状性癫痫是由脑损伤或全身性疾病引起脑代谢失常引发的癫痫，病毒性脑膜炎是引起癫痫发作的因素之一。针对病毒性脑膜炎并发症状性癫痫患者的临床特点，有学者研究得出病毒性脑炎并发症状性癫痫患者的护理重点应做好精神异常、癫痫发作、腰椎穿刺术和用药的观察及护理。

使用头孢菌素类和硝基咪唑类抗生素后服用含有乙醇类的液体或食物时会引发双硫仑样反应。双硫仑样反应表现为面部潮红、头痛、眩晕、恶心、呕吐、低血压、心率加快、呼吸困难，严重者可致急性充血性心力衰竭、呼吸抑制、意识丧失、肌肉震颤等。据报道，一个高压电烧伤者，术后给予头孢哌酮抗感染，用 75% 乙醇处理创面，反复出现双硫仑样反应。说明应用上述药物的患者接触任何含乙醇的制品都有导致双硫仑样反应的可能，医护人员应提高警惕，并将有关注意事项告知患者。

二、化脓性脑膜炎患者的护理

化脓性脑膜炎即细菌性脑膜炎，又称软脑膜炎，是由化脓性细菌所致脑脊膜的炎症反应，脑和脊髓的表面轻度受累，是中枢神经系统常见的化脓性感染疾病。病前可有上呼吸道感染史，主要临床表现为发热、头痛、呕吐、意识障碍、偏瘫、失语、皮肤瘀点及脑膜刺激征等。通常起病急，好发于婴幼儿和儿童。

（一）专科护理

1. 护理要点

密切观察患者的病情变化，定时监测患者的生命体征，以及意识、瞳孔的变化及颅内压增高表现。做好高热患者的护理。对有肢体瘫痪及失语的患者，给予康复训练，预防并发症。加强心理护理，帮助患者树立战胜疾病的信心。

2. 主要护理问题

（1）体温过高：与细菌感染有关。

（2）急性疼痛：头痛与颅内感染有关。

（3）营养失调，低于机体需要量：与反复呕吐及摄入不足有关。

（4）潜在并发症——脑疝：与颅内压增高有关。

（5）躯体活动障碍：与神经功能损害所致的偏瘫有关。

（6）有皮肤完整性受损的危险：与散在的皮肤瘀点有关。

3. 护理措施

（1）一般护理。

1）环境：保持病室安静，经常通风，用窗帘适当遮挡窗户，避免强光对患者的刺激，减少患者家属的探视。

2）饮食：给予清淡、易消化且富含营养的流食或半流食，多吃水果和蔬菜。意识障碍的患者给予鼻饲饮食，制订饮食计划表，保证患者摄入足够的热量。

3）基础护理：给予口腔护理，保持口腔清洁，减少因发热、呕吐等引起的口腔不适。加强皮肤护理，保持皮肤清洁干燥，特别是皮肤有瘀点、瘀斑时避免搔抓破溃。

（2）病情观察及护理。

1）加强巡视，密切观察患者的意识、瞳孔、生命体征及皮肤瘀点、瘀斑的变化，婴儿应注意观察囟门。若患者意识障碍加重，呼吸节律不规则，双侧瞳孔不等大、对光反射迟钝，躁动不安等，提示脑疝的发生，应立即通知医师，配合抢救。

2）备好抢救药品及器械：如抢救车、吸引器、简易呼吸器、氧气装置及硬脑膜下穿刺包等。

（3）用药护理。

1）抗生素：给予抗生素皮试前，询问有无过敏史。用药期间监测患者的血常规、血培养、药敏试验等检查结果。用药期间了解患者有无不适主诉。

2）脱水药：保证药物按时、准确滴注，注意观察患者的反应及皮肤颜色、弹性的变化，注意监测肾功能。避免药液外渗，如有外渗，可用硫酸镁湿热敷。

3）糖皮质激素：严格遵医嘱用药，保证用药时间、剂量的准确，不可随意增量、减量，询问患者有无心悸、出汗等不适主诉。用药期间监测患者的血常规、血糖变化。注意保暖，预防交叉感染。

（4）心理护理：根据患者及家属的文化水平，介绍患者的病情及治疗和护理的方法，使其积极主动配合。关心和爱护患者，及时解除患者的不适，增强其信任感，帮助患者树立战胜疾病的信心。

（5）康复护理：有肢体瘫痪和语言沟通障碍的患者可以进行如下的康复护理。

1）保持良好的肢体位置，根据病情，给予床上运动训练

桥式运动：患者仰卧位，双上肢放于体侧或双手十指交叉，双上肢上举；双腿屈膝，足支撑于床上，然后将臀部抬起，并保持骨盆成水平位，维持一段时间后缓慢放下。也可以将健足从治疗床上抬起，以患侧单腿完成桥式运动。

关节被动运动：为了预防关节活动受限，主要进行肩关节外旋、外展，肘关节伸展，腕和手指伸展，髋关节外展，膝关节伸展，足背屈和外翻。

起坐训练。

2）对于清醒患者，要更多关心、体贴患者，增强其战胜疾病的信心。经常与患者进行交流，促进其语言功能的恢复。

（二）健康教育

1. 疾病知识指导

（1）概念：化脓性脑膜炎是由化脓性细菌感染所致的脑脊膜炎症，脑和脊髓的表面轻度受累。通常急性起病，是中枢神经系统常见的化脓性感染疾病。

（2）形成的主要原因：化脓性脑膜炎最常见的致病菌为肺炎链球菌、脑膜炎双球菌及B型流感嗜血杆菌。这些致病菌可通过外伤、直接扩延、血液循环或脑脊液等途径感染软脑膜和（或）蛛网膜。

（3）主要症状：寒战、高热、头痛、呕吐、意识障碍、腹泻和全身乏力等，有典型的脑膜刺激征。

（4）常用检查项目：血常规、尿常规、脑脊液检查，头部CT、头部MRI检查，血细菌培养。

（5）治疗。

1）抗菌治疗：未确定病原菌时首选头孢曲松或头孢噻肟，因其可透过血脑屏障，在脑脊液中达到有效浓度。如确定病原菌为肺炎球菌，首选青霉素，对其耐药者，可选头孢曲松，必要时联合万古霉素治疗。如确定病原菌为脑膜炎球菌，首选青霉素。如确定病原菌为铜绿假单胞菌可选头孢他啶。

2）激素治疗。

3）对症治疗。

（6）预后：病死率及致残率较高，但预后与机体情况、病原菌和是否尽早应用有效的抗生素治疗有关。

（7）宣教：搞好环境和个人卫生。

2. 饮食指导

给予高热量、清淡、易消化的流食或半流食，按患者的热量需要制订饮食计划，保证足够热量的摄入。注意食物的搭配，增加患者的食欲，少食多餐。频繁呕吐不能进食者，给予静脉输液，维持水、电解质平衡。

3. 用药指导

（1）应用脱水药时，保证输液速度。

（2）应用激素类药物时不可随意减量，以免发生"反跳"现象，激素类药物最好在上

午输注，避免由于药物不良反应引起睡眠障碍。

4. 日常生活指导

（1）协助患者洗漱、如厕、进食及个人卫生等生活护理。

（2）做好基础护理，及时清除大小便，保持臀部皮肤清洁干燥，间隔 1~2 小时更换体位，按摩受压部位，必要时使用气垫床，预防压疮。

（3）偏瘫的患者确保有人陪伴，床旁安装护栏，地面保持平整干燥、防湿、防滑，注意安全。

（4）躁动不安或抽搐的患者，床边备牙垫或压舌板，必要时在患者家属知情同意下用约束带，防止患者舌咬伤及坠床。

（三）循证护理

化脓性脑膜炎是小儿时期较为常见的由化脓性细菌引起的神经系统感染性疾病，婴幼儿发病较多。本病预后差，病死率高，后遗症多。相关学者通过对 78 例化脓性脑膜炎患儿的护理资料进行研究，分析总结得出做好病情的观察和加强临床护理是促进患儿康复的重要因素。

对小儿化脓性脑膜炎的临床护理效果的探讨，得出结论：提高理论知识水平、业务水平、对疾病的认识，对病情发展变化作出及时、正确的抢救和护理措施，可以提高患儿治愈率，降低并发症和后遗症发生，提高生命质量，促进患儿早日康复。

三、结核性脑膜炎患者的护理

结核性脑膜炎（TMD）是由结核杆菌引起的脑膜和脊髓膜的非化脓性炎症性疾病，是最常见的神经系统结核病。主要表现为结核中毒症状、发热、头痛、脑膜刺激征、脑神经损害及脑实质改变，如意识障碍、癫痫发作等。本病好发于幼儿及青少年，冬春季较多见。

（一）专科护理

1. 护理要点

密切观察患者的病情变化，观察有无意识障碍、脑疝及抽搐的发生。做好用药指导，定期监测抗结核药物的不良反应。对抽搐发作、肢体瘫痪及意识障碍的患者加强安全护理，防止外伤，同时给予相应的对症护理，促进患者康复。

2. 主要护理问题

（1）体温过高：与炎性反应有关。

（2）有受伤害的危险：与抽搐发作有关。

（3）有窒息的危险：与抽搐发作时口腔和支气管分泌物增多有关。

（4）营养失调，低于机体需要量：与机体消耗及食欲减退有关。

（5）疲乏：与结核中毒症状有关。

（6）意识障碍：与中枢神经系统、脑实质损害有关。

（7）潜在并发症：脑神经损害、脑梗死等。

（8）知识缺乏：缺乏相关医学知识有关。

3. 护理措施

（1）一般护理。

1）休息与活动：患者出现明显结核中毒症状，如低热、盗汗、全身无力、精神萎靡不振时，应以休息为主，保证充足的睡眠，生活规律。病室安静，温湿度适宜，床铺舒适，重视个人卫生护理。

2）饮食护理：保证营养及水分的摄入。提供高蛋白、高热量、高维生素的饮食，每日摄入鱼、肉、蛋、奶等优质蛋白，多食新鲜的蔬菜、水果，补充维生素。高热或不能经口进食的患者给予鼻饲饮食或肠外营养。

3）戒烟酒。

（2）用药护理。

1）抗结核治疗：早期、联合、足量、全程、顿服是药物治疗结核性脑膜炎的关键。强调正确用药的重要性，督促患者遵医嘱服药，养成按时服药的习惯，使患者配合治疗。告知药物可能出现的不良反应，密切观察，出现如眩晕、耳鸣、巩膜黄染、肝区疼痛、胃肠不适等不良反应时，及时报告医师，并遵医嘱给予相应的处理。

2）全身支持：减轻结核中毒症状，可使用皮质类固醇等抑制炎症反应，减轻脑水肿。使用皮质类固醇时要逐渐减量，以免发生"反跳"现象。注意观察皮质类固醇药物的不良反应，正确用药，减少不良反应。

3）对症治疗：根据患者的病情给予相应的抗感染、脱水降颅压、解痉治疗。

（3）体温过高的护理。

1）重视体温的变化，定时测量体温，给予物理或药物降温后，观察降温效果，患者有无虚脱等不适出现。

2）采取降温措施。

物理降温：使用冰帽、冰袋等局部降温，温水擦浴全身降温，注意时间，观察患者的反应，防止继发效应抵消治疗作用及冻伤的发生。身体虚弱的患者在降温过程中应控制时间，避免能量的消耗。

药物降温：遵医嘱给予药物降温，不可在短时间内将体温降得过低，同时注意补充水分，防止患者虚脱。儿童避免使用阿司匹林，以免诱发 Reye 综合征，即患者先出现恶心、呕吐，继而出现中枢神经系统症状，如嗜睡、昏睡等。小心谨慎使用金刚烷胺类药物，以免中枢神经系统不良反应的发生。

（4）意识障碍的护理。

1）生活护理：使用床挡等保护性器具。保持床单位清洁、干燥、无渣屑，减少对皮肤的刺激，定时给予翻身、叩背，按摩受压部位，预防压疮的发生。注意口腔卫生，保持口腔清洁。做好大小便护理，满足患者的基本生活需求。

2）饮食护理：协助患者进食，不能经口进食时，给予鼻饲饮食，保障营养及水分的摄入。

3）病情监测：密切观察患者的生命体征及意识、瞳孔的变化，出现异常及时报告医师，并配合医师处理。

（二）健康教育

1. 疾病知识指导

（1）病因及发病机制：结核杆菌通过血行直接播散或经脉络丛播散至脑脊髓膜，形成结核结节，结节破溃后结核菌进入蛛网膜下隙，导致结核性脑膜炎。此外，脊柱、颅骨、乳突部的结核病灶也可直接蔓延引起结核性脑膜炎。

（2）主要症状：多起病隐袭，病程较长，症状轻重不一。

1）结核中毒症状：低热、盗汗、食欲减退、疲乏、精神萎靡。

2）颅内压增高和脑膜刺激症状：头痛、呕吐、视神经盘水肿及脑膜刺激征。

3）脑实质损害：精神萎靡、淡漠、谵妄等精神症状或意识状态的改变；部分性、全身性的痫性发作或癫痫持续状态；偏瘫、交叉瘫、截瘫等脑卒中样表现。

4）脑神经损害：动眼神经、展神经、面神经及视神经易受累及，表现为视力下降、瞳孔不等大、眼睑下垂、面神经麻痹等。

（3）常用检查项目：脑脊液检查，头部 CT、头部 MRI、红细胞沉降率等检查。

（4）治疗。

1）抗结核治疗：使用异烟肼、利福平、吡嗪酰胺、链霉素、乙胺丁醇等，至少选择 3 种药物联合治疗，根据所选药物给予辅助治疗，防止药物不良反应。

2）皮质类固醇：用于减轻中毒症状、抑制炎症反应、减轻脑水肿、抑制纤维化，可用地塞米松或氢化可的松等。

3）对症治疗：降颅压、解痉、抗感染等。

（5）预后：与患者的年龄、病情轻重、治疗是否及时彻底有关。部分患者预后较差，甚至死亡。

2. 饮食指导

提供高蛋白、高热量、高维生素、易消化吸收的食物，每日摄入鱼、肉、蛋、奶等优质蛋白，多食新鲜的蔬菜、水果，补充维生素。保证水分的摄入。

3. 用药指导

（1）使用抗结核药物时要遵医嘱正确用药：早期、足量、联合、全程、顿服是治疗本病的关键。药物不良反应较多，如使用异烟肼时需补充维生素 B_6 以预防周围神经病；使用利福平、异烟肼、吡嗪酰胺时需监测肝酶水平，及时发现肝脏损伤；使用链霉素时定期进行听力检测，及时应对前庭毒性症状。

（2）使用皮质类固醇药物时：观察用药效果，合理用药，减少不良反应的发生。

（3）应用脱水、降颅压药物时注意电解质的变化，保证水分的摄入；使用解痉、抗感染等药物时给予相应的护理，如注意观察生命体征的变化等。

4. 日常生活指导

（1）指导患者注意调理，合理休息，生活规律，增强机体抵抗疾病的能力，促进身体康复。

（2）减少外界环境不良刺激，注意气候变化，预防感冒发生。

（3）保持情绪平稳，积极配合治疗，树立战胜疾病的信心。

（三）循证护理

结核性脑膜炎具有早期出现头痛、双目凝视、精神呆滞、畏光；中期出现脑膜刺激征、颅内压高、呕吐（以喷射性呕吐为主）、嗜睡；晚期出现失明、昏睡、呼吸不规则、抽搐，危重时发生脑疝而死亡的临床特点。研究表明，严密观察患者的病情变化，针对性地做好一般护理、病情观察、康复护理、饮食护理、用药护理、心理护理、康复护理和健康教育，对结核性脑膜炎患者的康复起到重要的作用。

（庄建阳　唐美玲）

第二节 中枢神经系统脱髓鞘疾病

中枢神经系统脱髓鞘疾病是一组脑和脊髓以神经髓鞘脱失为主，神经细胞及其轴突为特征的疾病，包括遗传性和获得性两大类。中枢神经系统的髓鞘是由少突胶质细胞的片状突起包绕髓神经纤维轴突而形成的脂质细胞膜，它具有保护轴索、帮助传导神经冲动和绝缘等作用。遗传性脱髓鞘疾病主要指脑白质营养不良，是由于髓鞘形成缺陷而引起神经髓鞘磷脂代谢紊乱。获得性中枢神经系统脱髓鞘疾病又可分为原发性免疫介导的炎性脱髓鞘病和继发于其他疾病的脱髓鞘病。

一、多发性硬化患者的护理

多发性硬化（MS）是以中枢神经系统白质炎性脱髓鞘病变为主要特点的自身免疫疾病。本病多发于青壮年，女性多于男性，临床多见亚急性起病，其特点为时间上的多发性（即反复缓解、复发的病程）和空间上的多发性（即病变部位的多发）。临床症状和体征多种多样，可有肢体无力、感觉异常、眼部症状、共济失调、发作性症状、精神症状等临床表现。本病越远离赤道，发病率越高，我国属于低发病区，发病率约为 5 人/10 万。

（一）专科护理

1. 护理要点

患者病情反复发作，临床表现多种多样，观察患者有无运动障碍、感觉障碍、眼部症状、精神症状、膀胱功能障碍等，根据患者的疾病特点进行有的放矢的护理。做好患者安全防护，给予营养支持，加强各项基础护理工作，关注患者的心理问题。

2. 主要护理问题

（1）生活自理缺陷：与肢体无力、共济失调或视觉、触觉障碍等有关。

（2）尿潴留/尿失禁：与膀胱反射功能障碍有关。

（3）排便异常：与自主神经功能障碍有关。

（4）有感染的危险：与免疫功能低下、机体抵抗力降低有关。

（5）预感性悲哀：与疾病多次缓解复发、神经功能缺损有关。

（6）知识缺乏：缺乏本病的相关知识。

3. 护理措施

（1）一般护理。

1）环境：病室环境安静舒适，光线明暗适宜，物品摆放合理，呼叫器置于伸手可及处，餐具、便器、纸巾等可随时取用；床铺设有护栏、床挡；地面平整无障碍物，防湿、防滑；走廊、卫生间等设置扶手；必要时配备轮椅等辅助器具。

2）活动与休息：协助患者取舒适体位，自行变换体位；困难者给予定时翻身，并注意保暖；肢体运动障碍的患者，应保持肢体的功能位。指导患者进行主动运动或被动运动，活动时注意劳逸结合，避免活动过度。

3）生活护理：鼓励患者做力所能及的事情，协助患者洗漱、进食、穿脱衣物和如厕，做好安全防护。感觉障碍的患者，避免高温和过冷刺激，防止烫伤、冻伤的发生。

4）饮食护理：保证患者每日的热量摄入，给予高蛋白、低糖、低脂、易消化吸收的清淡食物。食物富含纤维素，以促进肠蠕动，达到预防或缓解便秘的作用。吞咽障碍的患者可给予半流食或流食，必要时给予鼻饲饮食或肠外高营养，并做好相关护理。

（2）用药护理：指导患者了解常用药物及用法、不良反应及注意事项等。

1）皮质类固醇：急性发作时的首选药物，目的是抗感染和免疫调节，常用药物有甲泼尼龙和泼尼松。大剂量短程使用时，监测血钾、血钠、血钙，防止电解质紊乱，长期应用不能预防复发，且不良反应严重。

2）β干扰素：具有免疫调节作用。常见不良反应为流感样症状，部分药物可出现注射部位红肿及疼痛，严重时出现肝功能损害、过敏反应等。注意观察注射部位有无红肿、疼痛等不良反应。

3）免疫球蛋白：降低复发率。常见的不良反应有发热、面红，偶有肾衰竭、无菌性脑膜炎等不良反应发生。

4）免疫抑制剂：多用于继发进展型多发性硬化，主要不良反应有白细胞减少、胃肠道反应、皮疹等。

（3）心理护理：因疾病反复发作，且进行性加重，患者易出现焦虑、抑郁、恐惧等心理障碍，护士应加强与患者沟通，了解其心理状态，取得信赖，帮助患者树立战胜疾病的信心。

（4）对症护理。

1）感染：患者出现高热、肺炎等并发症时，严密监测病情变化，采取降温措施，注意休息，保证足够的热量和液体摄入，必要时吸氧。

2）排泄功能：保持患者大小便通畅。便秘患者，指导其进食富含纤维素的食物，适量增加饮水量，顺时针方向按摩腹部，促进肠蠕动，必要时遵医嘱给予缓泻剂或灌肠。评估患者有无排尿异常，尿失禁患者可遵医嘱给予留置导尿，尿潴留患者可采用听流水声、按摩腹部、热敷等方法促进排尿，若效果不佳，可遵医嘱给予留置导尿，观察并记录尿液的颜色、性质和量，严格无菌操作，加强会阴护理，预防感染。

3）压疮：做好皮肤护理，保持皮肤清洁干燥，定时协助更换体位，加强患者的营养。

4）视力障碍：提供安静、方便的病室环境，灯光强度适宜，减少眼部刺激，生活用品放置于随手可及处。

（二）健康教育

1. 疾病知识指导

（1）流行病学：本病好发于北半球的温带和寒带地区，多发于青壮年，女性稍多，与西方国家相比我国急性多发性硬化较多。

（2）主要原因：病因目前尚不完全清楚，目前认为可能与免疫反应、病毒感染、遗传因素及环境因素等有关。

（3）主要症状：病程中症状发作与缓解是本病的重要特点，复发次数可达数十次，每次复发后易残留部分症状和体征，病情逐渐加重。部分患者为进展型，无明显缓解期。病变累及视神经、脊髓、脑干、小脑或大脑半球白质时，可出现多样的临床症状，如运动障碍、感觉障碍、视觉障碍、膀胱功能障碍、构音障碍、疼痛、精神症状等。核间性眼肌麻痹和旋转性眼球震颤为高度提示本病的体征。

（4）常用检查项目：脑脊液检查、电生理检查、头部 CT 检查、头部 MRI 检查。

（5）治疗：在急性期首选皮质类固醇治疗，进展型多发性硬化可使用免疫抑制剂。缓解期为预防复发和治疗残留症状，可采用β干扰素疗法和免疫球蛋白输注。出现运动障碍、尿便异常、精神障碍等症状时对症治疗。

（6）预后：多数患者呈缓解—复发病程，在数月或数年内死亡。部分患者复发次数不多或在首次发作后完全缓解，预后较好。个别患者病情发展快，初次发病即死亡。

2. 日常生活指导

鼓励患者做力所能及的事情，适当进行体育锻炼，通过良好的膳食增进营养，避免疲劳、感冒、感染、发热、妊娠、分娩、拔牙、冷热刺激等因素引起复发。

3. 饮食指导

（1）改变不良的饮食习惯：进食高蛋白、低糖、低脂、易消化吸收的清淡食物，保障液体的摄入。多食新鲜的蔬菜、水果及富含维生素的食物，促进肠蠕动，预防便秘发生。

（2）吞咽障碍的患者给予半流食或流食，预防呛咳及窒息的发生，必要时遵医嘱给予留置胃管，保障营养的摄入，并做好相关护理。

4. 用药指导

（1）应用皮质类固醇显效较快：常见的不良反应有电解质紊乱、向心性肥胖、胃肠道不适、骨质疏松等。定期测量血压，监测血糖、水电解质变化，做好皮肤及口腔护理。应用免疫抑制剂时，常见白细胞减少、胃肠道反应、肝肾功能损害、出血性膀胱炎等不良反应。

（2）按时服用口服药：皮质类固醇不能突然减药、加药，擅自停药，防止发生"反跳现象"，引起病情波动。

（3）静脉输液时根据病情和药物性质调节滴速：密切观察患者的病情变化，如有异常及时报告医师，并做好相关记录。

5. 照顾者指导

与家属做好沟通，因患者的病情反复发作，容易出现焦虑、抑郁、厌世等情绪，家属应配合医务人员，共同给予关爱和支持。

6. 预防复发

（1）避免感冒、疲劳、手术、感染、体温升高、拔牙等诱因。

（2）遵医嘱正确用药，定期复诊。

（3）生活规律，适当进行体育锻炼，注意营养均衡，增强抵抗力。

（4）女性患者首次发作后两年内避免妊娠。

（三）循证护理

由于多发性硬化的主要临床特点呈时间上的多发性和空间上的多发性，临床中尚没有行之有效的方法可以治愈。多发性硬化的护理与康复治疗是神经科护理研究的重点。对多发性硬化患者的护理与康复治疗进行研究，结果表明多发性硬化患者在系统性的整体护理下可以大大提高生活质量及独立能力。将一般护理、心理护理与健康教育相结合，对患者的功能障碍给予及时、积极的康复治疗，可以减轻患者疾病导致的痛苦并增强康复效果，提高其生存质量。护士是与患者及其家庭的直接接触者，在患者及其家庭、医师及相关医疗工作者之间起着至关重要的纽带作用。多发性硬化的护理需要通过患者及其家庭和护士之间的合作，来提高患者自我护理的能力。

二、视神经脊髓炎患者的护理

视神经脊髓炎（NMO）是一种视神经和脊髓同时或相继受累的急性或亚急性起病的炎性脱髓鞘疾病。表现为视神经炎以及脊髓炎，该病由 Devic 首次描述，又称 Devic 病或 Devic 综合征，有学者认为视神经脊髓炎是多发性硬化的一个变异型。本病多发于青壮年，男女均可罹患。

（一）专科护理

1. 护理要点

急性期注意观察患者的视力变化，做好眼部的护理，防止用眼过度，满足患者的基本生活需要，做好安全防护。脊髓损害时根据病变部位的不同，观察患者有无肢体瘫痪、麻木、痉挛，皮肤营养障碍、膀胱功能障碍等。患者出现截瘫时密切观察病变平面的变化，保持患者呼吸道通畅，患者出现呼吸困难、吞咽困难时给予相应的护理措施。

2. 主要护理问题

（1）生活自理缺陷：与视力丧失或截瘫等有关。

（2）感知改变：与视觉和视神经损伤有关。

（3）有受伤害的危险：与短时间内失明或截瘫有关。

（4）知识缺乏：缺乏本病的相关知识。

3. 护理措施

（1）一般护理。

1）环境：病室环境安静，光线明暗适宜，床铺设有床挡，地面无障碍物，去除门槛。床单位清洁、干燥、无渣屑，生活必需品置于伸手可及处。

2）生活护理：满足患者的基本需要，协助患者清洁卫生，预防感染。卧床的患者给予气垫床保护皮肤，指导或协助患者取舒适体位，保持肢体功能位，定时更换体位，防止压疮发生。协助患者被动运动，防止肌肉萎缩。视力部分或全部丧失时做好眼部保护，防止并发症。

3）饮食护理：给予高蛋白、高维生素、易消化吸收的饮食，多食蔬菜、水果及富含纤维素的食物，保证热量与水分的摄入，预防便秘的发生。

4）病情观察：急性起病时视力可在数小时或数日内丧失，注意评估患者的视力变化，有无疼痛、视神经盘水肿、视神经萎缩。出现截瘫时，病变平面是否上升，有无尿潴留、尿失禁等自主神经症状。

（2）用药护理：指导患者了解常用药物、用法、不良反应及注意事项等。首选药物为大剂量皮质类固醇，如甲泼尼龙或地塞米松，使用时严密观察不良反应，如继发感染、血压、血糖、尿糖的变化等。

（3）心理护理：患者因视力部分或全部丧失，可出现焦虑、急躁等情绪，告知患者本病多数患者视力在数日或数周后可恢复，要积极配合治疗。出现运动、感觉及自主神经功能损害时，应稳定患者的情绪，帮助患者树立战胜疾病的信心。

（4）康复护理。

1）急性期康复：保持良好的肢体功能位置，协助被动运动和按摩，促进血液循环，防止关节畸形和肌肉萎缩，定时更换体位，预防压疮的发生。

2）恢复期康复：根据患者的病情，制订恢复期康复计划，由易入难，循序渐进，如翻身训练、坐起训练、转移训练、站立训练、步行训练等。

（二）健康教育

1. 疾病知识指导

（1）流行病学：本病在我国多见，男女均可发病，女性稍多，多见于 20~40 岁，一般呈急性或亚急性起病。

（2）形成的主要原因：病因及发病机制目前尚不完全清楚，可能是多发性硬化的一种临床亚型或临床上的一个阶段。

（3）主要症状：起病前可有上呼吸道或消化道的感染史，少数患者有低热、头痛、咽痛、周身不适等前驱症状，同时或相继出现视神经损害及脊髓损害。在短时间内连续出现较严重的视神经炎和脊髓炎预示为单相病程，也可有缓解—复发，多数复发病程间隔期为 5 个月左右。

1）视神经损害表现：为视神经炎及球后视神经炎，双眼同时或先后受累。急性起病时，受累侧眼数小时或数日内视力部分或完全丧失，伴眼球胀痛。视神经炎眼底检查可见早期有视神经盘水肿，晚期有视神经萎缩；球后视神经炎眼底检查可见早期眼底正常，晚期视神经萎缩。大部分患者视力可在数日或数周后有显著恢复。

2）脊髓损害表现：临床常表现为播散性脊髓炎，体征呈不对称和不完全性。首发症状为肢体麻木、肩痛或背痛，继而出现截瘫或四肢瘫，感觉障碍等。自主神经损害时可出现尿便异常、皮肤营养障碍等。

（4）常用检查项目：脑脊液检查、诱发电位检查、头部 MRI 检查等。

（5）治疗：首选皮质类固醇治疗，大剂量冲击疗法，再改为口服逐渐减量至停药。皮质类固醇治疗无效时，可用血浆置换来改善症状。出现运动、感觉和自主神经功能障碍时对症治疗。

（6）预后：多因连续发作而加剧，预后与脊髓炎的严重程度及并发症有关。

2. 日常生活指导

进行功能锻炼的同时，保证足够的休息，劳逸结合。鼓励患者保持情绪平稳，防止感冒、外伤、疲劳等诱发因素，加强营养，增强机体抵抗力。

3. 用药指导

对药物的使用进行详细的指导，做好药物不良反应与病情变化的区分。应用皮质类固醇时注意观察药物效果及不良反应。口服给药时，按时服用，不能擅自减量、加量，甚至停药，防止"反跳现象"的发生。

4. 饮食指导

保持营养均衡，保证热量与水分的摄入，多食新鲜的蔬菜和水果，减少并发症的发生。

5. 预防复发

遵医嘱正确用药，定期门诊复查，预防各类诱发因素的发生，适量运动，如出现病情变化及时就诊。

三、急性播散性脑脊髓炎患者的护理

急性播散性脑脊髓炎（ADEM）是一种广泛累及中枢神经系统白质的急性炎症性脱髓鞘

疾病，通常发生在感染、出疹或疫苗接种后，故又被称为感染后、出疹后、疫苗接种后脑脊髓炎，主要病理特点为多灶性或弥漫性脱髓鞘。好发于儿童及青壮年，无季节性，散发病例多见，通常为单相病程。

急性出血性白质脑炎（AHLE）被认为是急性播散性脑脊髓炎的暴发型，起病急骤，病情凶险，死亡率较高。

（一）专科护理

1. 护理要点

监测患者的生命体征，密切观察患者瞳孔、意识的变化，注意有无痫性发作、脑膜刺激征、脑疝等的发生。急性期特别关注患者有无呼吸肌麻痹，保持呼吸道通畅，维持生命功能，加强安全护理，避免患者受伤。

2. 主要护理问题

（1）急性意识障碍：与大脑功能受损有关。

（2）体温过高：与感染、免疫反应等有关。

（3）低效性呼吸形态：与呼吸肌麻痹有关。

（4）有皮肤完整性受损的危险：与脊髓受累所致瘫痪有关。

（5）躯体活动障碍：与脊髓受累所致瘫痪有关。

3. 护理措施

（1）一般护理。

1）生活护理：急性期指导患者卧床休息，保持病室安静。满足患者的生理需要，做好各项清洁卫生工作，如皮肤的护理、头发的护理、口腔护理、会阴护理等。

2）饮食护理：给予高蛋白、高维生素、易消化吸收的食物，保证水分的摄入。患者不能经口进食时，给予肠外营养或留置胃管，并做好相关护理工作。

3）病情观察：密切观察患者的意识、瞳孔及生命体征变化并详细记录。出现病情变化时及时报告医师，并配合抢救。

（2）发热护理。

1）针对病因进行药物治疗。

2）物理降温：给予酒精、温水擦浴等，局部使用冰帽、冰袋、冰槽等降温，小心谨慎，防止冻伤发生。

3）适量增加液体摄入。

4）注意保暖。

5）监测体温。

（3）用药护理。

1）使用肾上腺皮质类固醇时，早期、足量、短程、合理使用，注意观察用药效果及不良反应。

2）使用免疫抑制剂时易出现白细胞减少、胃肠道反应、肝肾功能损害等不良反应。用药期间需严密观察，监测血常规及肝肾功能。

3）保持水、电解质及酸碱平衡。

（4）心理护理：及时了解患者的心理状况，关心体贴患者，帮助其树立信心，取得患者的信任与配合。

（5）安全护理。

1）意识障碍或躯体移动障碍的患者给予床挡保护。

2）患者出现痫性发作时要尽快控制发作，遵医嘱正确用药，保持呼吸道通畅，维持生命功能，预防外伤及其他并发症的发生。

（6）呼吸肌麻痹的护理：给予持续吸氧。保持呼吸道通畅，勤翻身、叩背，及时清理口鼻分泌物，鼓励患者深呼吸及有效咳嗽。出现呼吸困难、动脉血氧饱和度下降或血气分析指标改变时要及时报告医师，必要时遵医嘱给予机械通气，根据患者的病情采取面罩吸氧、气管插管、气管切开等措施。

（二）健康教育

1. 疾病知识指导

（1）流行病学：本病好发于儿童及青壮年，散发病例多见，四季均可发病，男女发病率差异不大。

（2）形成的主要原因：发病机制尚不清楚，可能与感染、疫苗接种或某些药物所引起的免疫反应有关。

（3）主要症状：多在感染或疫苗接种后 1~2 周急性起病，突然出现高热、头痛、呕吐、癫痫发作、意识障碍等，脊髓受损平面以下的截瘫或四肢瘫。急性出血性白质脑炎起病呈暴发式，表现为高热、头痛、意识障碍进行性加重、精神异常、瘫痪等，症状和体征迅速发展，死亡率高。

（4）常用检查项目：血常规、红细胞沉降率、脑脊液、脑电图、肌电图、头部 CT、头部 MRI 检查等。

（5）急性播散性脑脊髓炎的治疗：早期使用肾上腺皮质类固醇，抑制炎症脱髓鞘，减轻脑和脊髓的充血和水肿，保护血脑屏障。无效者考虑使用血浆置换和免疫球蛋白。部分治疗效果不明显的患者使用免疫抑制剂。

（6）急性播散性脊髓炎的预后：大多数患者可明显恢复，预后与发病诱因及病情的严重程度有关，部分患者遗留有功能障碍。急性出血性白质脑炎死亡率高。

2. 用药指导

（1）使用肾上腺皮质类固醇时，早期、足量、短程治疗，合理用药，减少不良反应。密切观察药物效果，减量过程中，注意药物剂量的变化。

（2）口服药按时服用：嘱患者不要根据自己感受减药、加药，忘记服药或在下次服药时补上忘记的药量会导致病情波动。不能擅自停药，以免造成"反跳"现象。

3. 日常生活指导

指导患者自我护理的方法，提高患者的自理能力，满足患者的各项生理需求。定时更改体位，防止皮肤破损。深呼吸、有效咳嗽，勤翻身、叩背、吸痰，防止肺感染。保障营养摄入，促进疾病康复。

（三）循证护理

急性播散性脑脊髓炎发病急，病变水平以下的运动、感觉神经功能障碍，多伴有多种并发症。尤其以颈段性和上升性脊髓炎危害更严重，威胁青壮年的健康和生存质量。通过对 29 例急性脊髓炎患者的病情进行有针对性的观察并积极采取预见性的护理措施，能使并发症的发生明显降低，并提高抢救成功率。结论证明进行针对性的观察病情及采取预见性的护理措施在积极预防并发症，降低致残率、病死率，提高疗效，减轻疾病所致痛苦等方面有着至关重要的作用。

（康慧聪　隋佳彬）

第三节　重症肌无力

重症肌无力（MG）是一种神经—肌肉接头传递功能障碍的获得性自身免疫性疾病，该疾病以骨骼肌无力和异常疲劳为特征，多侵犯眼外肌、咀嚼肌、吞咽肌、颈肌、肢带肌和呼吸肌，运动时无力加重，休息或应用胆碱酯酶抑制剂后症状减轻，具有缓解与复发倾向。

MG 任何年龄均可发病，20~40 岁常见，女性多于男性。少数病例可自然缓解，常发生在起病后 2~3 年内。个别病例呈暴发型，多数病例迁延数年至数十年，需用药维持，病情常有波动。若累及呼吸肌可出现呼吸困难，称为 MG 危象，是本病致死的主要原因。

一、临床表现

1. 症状

（1）眼外肌受累时表现为一侧或双侧上睑下垂、复视，重者眼球活动明显障碍甚至固定。

（2）面部表情肌受累时表现为面部表情困难、闭目示齿无力。

（3）咀嚼肌和吞咽肌受累时表现为咀嚼和进食费力、讲话带鼻音、吞咽缓慢，甚至完全不能进食。

（4）颈肌受累时表现为抬头和竖颈困难。

（5）四肢肌群受累以近端肌无力为主，表现为抬臂或抬腿困难。

（6）呼吸肌受累（肋间肌及膈肌）时表现为咳嗽无力、呼吸困难。

（7）心肌偶可受累，可引起猝死。

2. 体征

依照受累肌肉有上述相应体征，偶有肌肉萎缩。

3. MG 危象

急骤发生呼吸肌无力以致不能维持换气功能，称为 MG 危象，如不及时抢救，可危及患者生命。重症肌无力危象临床表现如下。

（1）肌无力危象：重症肌无力患者由于胆碱酯酶抑制剂用量不足或突然停药，发生呼吸肌无力以致不能维持换气功能，需要辅助呼吸。在全身感染、孕妇分娩、手术创伤和应用神经肌肉阻滞剂后，更易发生危象。如注射依酚氯铵或新斯的明后症状减轻则可诊断。

（2）胆碱能危象：非常少见，由于抗胆碱酯酶药物过量引起。患者肌无力加重，并且出现明显胆碱酯酶抑制剂的不良反应如肌束颤动及毒蕈碱样反应。可静脉注射依酚氯铵 2 mg，如症状加重则应立即停用抗胆碱酯酶药物，待药物排除后可重新调整剂量。

（3）反拗性危象：对抗胆碱酯酶药物不敏感而出现严重的呼吸困难，依酚氯铵试验无反应，此时应停止抗胆碱酯酶药，对气管插管或切开的患者可采用大剂量类固醇激素治疗，待运动终板功能恢复后再重新调整抗胆碱酯酶药物剂量。

二、临床分型

1. 传统临床分型

传统临床分型，临床医师使用方便和容易掌握。MG 的传统临床分型如下。

（1）眼肌型：表现起病两年后仍局限为眼外肌麻痹，少部分患者可自行缓解，预后较好。

（2）延髓肌型：主要为构音障碍和吞咽困难，此型患者比较严重。

（3）全身型：表现为四肢肌和躯干肌无力，可能发生呼吸肌麻痹而死亡。

2. 改良 Osserman 临床分型

（1）Ⅰ型（眼肌型）：单纯眼外肌受累，无其他肌群受累之临床和电生理所见，也不向其他肌群发展，肾上腺皮质激素有效，预后好。

（2）ⅡA 型（轻度全身型）：四肢肌群轻度受累，常伴眼外肌无力，一般无咀嚼和构音困难，生活能自理，对药物治疗有效，预后较好。

（3）ⅡB 型（中度全身型）：四肢肌群中度受累，常伴眼外肌无力，一般有咀嚼、吞咽和构音困难，生活自理困难，对药物治疗反应及预后一般。

（4）Ⅲ型（严重激进型）：急性起病，进展较快，多于起病数周或数月内出现延髓性麻痹，常伴眼肌受累，生活不能自理，多在半年内出现呼吸肌麻痹，对药物治疗反应差，预后差。

（5）Ⅳ型（迟发重症型）：隐袭性起病，进展较慢，多于 2 年内逐渐由Ⅰ、ⅡA 或ⅡB型发展到延髓性麻痹和呼吸肌麻痹。对药物反应差，预后差。

（6）Ⅴ型（肌萎缩型）：指重症肌无力患者于起病后半年即出现肌肉萎缩，因长期肌无力而出现继发性肌萎缩者不属于此型。

3. MGFA 临床分型

（1）Ⅰ型：表现为任何眼肌无力，可伴眼闭合无力，其他肌群肌力正常。

（2）Ⅱ型：无论眼肌无力的程度如何，其他肌群轻度无力。包括两型。①Ⅱa 型：主要累及四肢肌和（或）躯干肌，可有同等程度以下的咽喉肌受累。②Ⅱb 型：主要累及咽喉肌和（或）呼吸肌，可有同等程度以下的四肢肌和（或）躯干肌受累。

（3）Ⅲ型：无论眼肌无力的程度如何，其他肌群中度无力。包括两型。①Ⅲa 型：主要累及四肢肌和（或）躯干肌，可有同等程度以下的咽喉肌受累。②Ⅲb 型：主要累及咽喉肌和（或）呼吸肌，可有同等程度以下的四肢肌和（或）躯干肌受累。

（4）Ⅳ型：无论眼肌无力的程度如何，其他肌群重度无力。包括两型。①Ⅳa 型：主要累及四肢肌和（或）躯干肌，可有同等程度以下的咽喉肌受累。②Ⅳb 型：主要累及咽喉肌和（或）呼吸肌，可有同等程度以下的四肢肌和（或）躯干肌受累。无插管的鼻饲病例为此型。

（5）Ⅴ型：气管插管伴或不伴机械通气（除外术后常规使用）。

4. 特殊临床分型

（1）新生儿一时性 MG：是指患重症肌无力的母亲所生的婴儿，在出生后几小时至一日内出现症状，表现为精神不振、全身无力、自主运动少、哭声低微、吞咽及呼吸困难、拥抱反射及深反射减弱或消失，症状一般持续 2~7 周，不超过 12 周。如果经适当喂养及护理，以及胆碱酯酶抑制剂治疗，大多数患儿可以痊愈。

（2）新生儿持续性 MG：又称为新生儿先天性 MG，是指在出生后发病，患儿母亲并无 MG，但同家族中的兄弟姐妹可有类似患者。主要表现为上睑下垂、眼球活动障碍，也可有面肌无力、哭声低微、吞咽困难和肢体无力，很少发生重症肌无力危象。本病病程较长，胆碱酯酶抑制剂疗效差，尤其是眼外肌麻痹很难得到完全缓解。

（3）家族性 MG：由非 MG 母亲所生子女患 MG，有家族史，即兄弟姐妹中有类似患者，多为常染色体隐性遗传，有时可询问出隔代遗传家族史。

三、辅助检查

1. 实验室检查

血常规、尿常规、脑脊液检查正常。常规肌电图检查基本正常。神经传导速度正常。

2. 单纤维肌电图（SFEMG）检查

通过特殊的单纤维针电极测量并判断同一运动单位内的肌纤维产生动作电位的时间是否延长来反映神经—肌肉接头处的功能，此病表现为间隔时间延长。

3. 重复神经电刺激（RNS）检查

为常用的具有确诊价值的检查方法。应在停用新斯的明 17 小时后进行，否则可出现假阴性。方法为以低频（3~5Hz）和高频（10Hz 以上）重复刺激尺神经、正中神经和副神经等运动神经。MG 典型改变为动作电位波幅第 5 波比第 1 波在低频刺激时递减 10% 以上或高频刺激时递减 30% 以上。90% 的 MG 患者低频刺激时为阳性，且与病情轻重相关。

4. AChR 抗体效价的检测

85% 以上全身型重症肌无力患者的血清中 AChR 抗体浓度明显升高，但眼肌型患者的 AChR 抗体效价升高可不明显，且抗体效价的高低与临床症状的严重程度并不完全一致。

5. 胸腺 CT、MRI 检查

可发现胸腺增生和肥大。

5% 重症肌无力患者有甲状腺功能亢进，表现为 T_3、T_4 升高。部分患者抗核抗体和甲状腺抗体阳性。

四、诊断

MG 的诊断主要依据如下。

（1）临床上波动性的骨骼肌无力、疲劳试验（+）及新斯的明试验（+）。

（2）神经电生理表现为低频重复神经电刺激（RNS）波幅降低。

（3）60%~80% 患者血清 AChR 抗体效价增高。

（4）部分患者并发胸腺增生或胸腺瘤。

疾病早期具有诊断意义的体征包括上睑下垂、复视、说话费力、吞咽困难和轻度肢体肌无力等，脑神经支配肌肉持续活动后出现疲劳，如凝视天花板可加重上睑下垂，凝视或阅读 2~3 分钟后出现复视，稍事休息后可恢复。

五、治疗

1. 药物治疗

（1）胆碱酯酶抑制剂：①溴化新斯的明，每次 15～30 mg，每日 3 次；②溴吡斯的明，每次 60～90 mg，每日 3～4 次；③甲基硫酸新斯的明，1～1.5 mg 肌内注射，用于诊断或抢救肌无力危象。心脏病、支气管哮喘、青光眼和机械性肠梗阻禁用。

（2）肾上腺皮质激素：①大剂量短程疗法，甲泼尼龙 1 000 mg/d 静脉滴注，3～5 日后递减，逐渐过渡到用泼尼松口服维持，需注意肌无力加重反应；②泼尼松中剂量冲击、小剂量维持疗法，泼尼松口服，开始量为 1 mg/（kg·d），持续 6～8 周，待症状改善后改为维持量，逐渐为 5～20 mg/d 维持；③小剂量递增疗法，以小剂量泼尼松 15～20 mg/d 开始，以后每 3～5 日增加 5～1 mg/（kg·d），维持 6～8 周，症状稳定后再逐渐减量维持。

（3）其他免疫抑制剂：①环磷酰胺，无固定用法，可每次 200 mg+维生素 B_6 100 mg 溶于生理盐水 500 mL 静脉点滴，每日 1 次，总量 1 000 mg；可每 1～3 个月一次或硫唑嘌呤序贯治疗；②环孢素，每日 6 mg/kg，口服，12 个月为 1 个疗程；③硫唑嘌呤，每日 150 mg，分次口服，注意定期检查肝肾功能和血常规；④他可莫司，新型免疫抑制剂，安全性较高，用法为 3 mg/d，每日 1 次顿服，注意定期检查血糖及肝功能；⑤麦考酚酸酯，商品名骁悉，新型免疫抑制剂。用法为 1.0 g，每日 2 次，注意定期检查肝肾功能。

2. 非药物治疗

（1）血浆置换疗法：对严重病例或肌无力危象的重症肌无力患者特别适用，可在短时间内迅速、有效地改善患者症状，降低患者血浆中乙酰胆碱受体抗体水平。另外，胸腺手术之前准备，胸腺手术后及应用免疫抑制剂起始阶段辅助治疗，可减轻应用大剂量糖皮质激素诱发的肌无力症状加重，并适用于严重的重症肌无力患者，胆碱酯酶抑制剂、糖皮质激素及胸腺摘除疗效均不理想的患者。血浆置换起效快，作用维持时间短，2～8 周后肌无力症状可复发。按体重的 5% 计算血容量，每次交换量一般是 1～2 L，连续 5～6 次为 1 疗程。血浆置换可与免疫抑制剂联合应用，肌无力症状可得到长期缓解，但因其费用昂贵等原因，临床应用受到一定限制。血浆置换联合泼尼松及硫唑嘌呤治疗可延长缓解期。

（2）大剂量丙种球蛋白冲击疗法：危重患者或出现肌无力危象或长期使用抗胆碱酯酶药物、糖皮质激素及免疫抑制剂治疗无效者，可考虑使用大剂量丙种球蛋白。用量 400 mg/kg 或成人每次 15～20 g，静脉滴注。危重患者按上述剂量每日 1 次，连续用 5～6 日。

（3）胸腺放疗：原理与胸腺切除相同。使用深度 X 线或⁶⁰钴（⁶⁰Co）直线加速器等。常用剂量为 40～50Gy，疗效大致与胸腺摘除相近，但多数患者在一次放疗半年后症状逐步缓解，而数年后可能再发或需加用泼尼松治疗方能缓解。

（4）胸腺摘除术：胸腺是免疫中枢器官，T 细胞的成熟中枢和肌样上皮细胞所在处，因此胸腺摘除术是重症肌无力的根本性治疗。一般认为，在胸腺增生和乙酰胆碱受体抗体效价高的青年女性患者，胸腺摘除术效果最佳。胸腺瘤则是手术摘除的绝对指征，因为该瘤经常侵犯纵隔或其他部位。虽然，目前尚无按年龄、性别、抗体效价及病情严重程度对胸腺摘除术在重症肌无力病情改善程度方面严格的对比研究，但普遍认为胸腺摘除术能使多数患者的病情缓解、好转，部分患者可痊愈。因此，应提倡早期行胸腺摘除术，特别是胸腺增生和胸腺瘤的患者。

（5）免疫吸附疗法：免疫吸附疗法是继血浆置换疗法后建立的一种新的疗法。其原理是当重症肌无力患者的血液通过已经特殊处理的膜时，血液中的致病因子乙酰胆碱受体抗体被选择性地吸附到膜上，以此达到去除血中抗体的目的，而已经"净化了的血"输回患者体内，改善症状。此疗法特别适用于危重患者，尤其是有呼吸肌麻痹的患者，比较安全、有效。

（6）其他辅助治疗：①氯化钾，在应用肾上腺皮质激素治疗时应口服或静脉补钾；②极化液，又称三联液，成人每次 10%葡萄糖注射液 1 000 mL+ 10%氯化钾 30 mL+胰岛素 16~20 U，静脉滴注，每日 1 次，可连用 14~20 日。

3. 危象处理

及时识别危象并保证有效通气是抢救 MG 危象的关键，需在重症监护病房进行抢救和观察。具体措施如下。

（1）胆碱酯酶抑制剂：当确诊为 MG 危象时，立即肌内注射新斯的明 1.0~1.5 mg+阿托品 0.5 mg。如果心率明显加快，则可不注射阿托品。密切观察呼吸道变化，如果无明显 CO_2 潴留，可使用双水平气道正压（BiPAP）呼吸机保证氧气供给。

（2）气管插管和辅助通气：当注射新斯的明不能完全缓解危象或反复发生危象者，应进行气管插管并连接呼吸机进行辅助呼吸。有条件的医疗机构应采用经鼻腔气管插管，这样可以保持 2 周左右不必进行气管切开。

（3）干涸疗法：在人工辅助呼吸保证下，停用胆碱酯酶抑制剂 72 小时以上，再从小剂量开始给药。

（4）控制肺部感染：应用足量、有针对性、对神经—肌肉接头无阻滞作用的抗生素。

（5）肾上腺皮质激素：使用激素能抑制抗体的产生，是使危象缓解恢复的重要方法。但肾上腺皮质激素不是抢救危象的药物，而且会加重肺部感染，但根据情况可选择中小剂量开始用药，逐渐加量。

（6）血浆交换疗法或 IVIG：是缩短呼吸机带机时间的重要手段。两者疗效相似，可选择一种，脱离呼吸机。经过上述处理后，大部分患者在 2 周左右能逐渐脱离呼吸机。但需注意，严重的肺部感染往往是延长带机时间的重要因素。长时间不能脱离呼吸机有可能导致呼吸肌萎缩。

（7）缓解期的治疗：症状缓解后继续按计划使用胆碱酯酶抑制剂、激素和免疫抑制剂治疗。如果条件许可，可进行胸腺切除治疗。

六、护理评估

1. 健康史

（1）询问患者的起病情况：①询问患者起病年龄，了解患者的起病形式；②询问患者进食情况，四肢活动如何，了解患者有无构音不清、吞咽困难、四肢无力等症状。

（2）了解患者的既往史和用药情况：①询问患者既往身体情况，了解患者既往是否有红斑狼疮、类风湿关节炎、结节病、甲状腺功能亢进等疾病，临床上 MG 患者因以上疾病而发生率增高，伴有甲状腺功能亢进症患者在控制甲状腺功能亢进症后肌无力也得到缓解；②询问患者服药情况，服用何种药物，了解是否曾经进行过治疗或正在进行治疗，用药情况，是否按医嘱正确服用抗胆碱酯酶药物及免疫抑制剂。

2. 身体状况

（1）观察患者神志、瞳孔和生命体征情况：①询问患者是否有"晨轻暮重"和疲劳后加重、休息后减轻等现象；②观察患者呼吸，了解是否有呼吸改变，病变累及呼吸肌时出现呼吸困难；③询问患者是否有心悸不适感，监测患者心率，了解是否有心率改变，心肌偶可受累，当心肌受累时可引起突然死亡。

（2）评估有无呼吸肌麻痹：注意鉴别肌无力危象、胆碱能危象和反拗性危象三种危象。

3. 心理—社会状况

评估患者是否因病程长、病情重、常有反复、影响面部表情和吞咽困难等产生自卑情绪，为病情变化担忧、焦虑。了解患者的心理状况，帮助患者保持情绪稳定和最佳心理状态，树立战胜疾病信心，以便主动积极与医护人员配合治疗，从而达到整体的最佳治疗效果。

七、护理诊断

1. 肌无力危象

当病变侵犯到呼吸肌时，延髓支配的肌肉和呼吸肌发生严重无力，不能维持换气功能，造成呼吸困难所致。

2. 有误吸的危险

在急性病情变化时，病变侵犯颜面肌和咽、喉部肌和呼吸肌，造成饮水呛咳，引起误吸。

3. 气体交换受损

与肌无力或胆碱能危象时呼吸衰竭有关。

4. 营养失调：低于机体需要量

与肌无力，无法吞咽及药物所致食欲欠佳有关。

5. 生活自理能力缺陷

与肌无力有关。

6. 感知改变：视觉改变

与眼外肌无力引起睑重、斜视、复视有关。

7. 语言沟通障碍

病变侵犯到患者的颜面肌、舌肌、喉肌时，将发生言语困难，患者说话会有鼻音或者多说话后没有声音，最后导致失声。

8. 心理障碍

患者不能接受疾病，容易产生情绪不稳、恐惧、紧张等不良心态，均会加重肌无力的症状。

9. 潜在的并发症

患者肌无力、吞咽困难时易引起误吸，造成吸入性肺炎。大剂量、长期使用肾上腺皮质激素会减低机体抵抗力，影响钙离子的吸收，导致应激性溃疡、股骨头坏死。常见不良反应还有库欣体型、白内障、体重增加、糖尿病和高血压等。

10. 有感染的危险

与行气管切开术有关。

11. 知识缺乏

与对疾病过程、治疗不熟悉有关。

八、护理措施

1. 一般护理

早期或缓解期让患者取主动舒适体位，可进行适当运动或体育锻炼，注意劳逸结合。若病情进行性加重，需卧床休息。出现呼吸困难时，需卧床休息，可适当抬高床头以利于呼吸道通畅。

2. 饮食护理

予以高维生素、高蛋白、高热量、低盐饮食，必要时遵医嘱给予静脉补充足够的营养。经常评估患者的饮食及营养状况，包括每日的进食量，以保证正氮平衡。对于进食呛咳、饮食从鼻孔流出，吞咽动作消失的患者，应予鼻饲流食，并做好口腔护理，预防口腔感染。

3. 症状护理

（1）呼吸困难的护理：呼吸肌无力、有呼吸频率和节律改变的患者，可因肺换气明显减少而出现发绀。喉头分泌物增多，咳嗽、咳痰无力，可引起缺氧、窒息、死亡。一旦出现上述情况，应立即通知医师，及时进行人工呼吸、吸痰、吸氧，保持呼吸道通畅，协助行气管切开并备好呼吸机。

（2）吞咽困难的护理：安排患者在用药后 15~30 分钟药效较强时进食；药物和食物宜压碎，以利吞咽；如吞咽动作消失、进食呛咳或气管插管、气管切开患者应予胃管鼻饲并给予相应护理。

4. 心理护理

做好患者的心理护理是保证治疗的重要环节。重症肌无力患者因病程长、病情重、常有反复、影响面部表情和吞咽困难等而产生自卑情绪，常为病情变化担忧、焦虑。因此，护士在护理工作中应经常巡视，做到对病情心中有数。并耐心仔细地向患者讲解疾病知识及病情加重的诱因，告知过分抑郁及情绪波动，都可能造成中枢神经功能紊乱、免疫功能减退，不利于肌无力的恢复。同时了解患者的心理状况，帮助患者保持情绪稳定和最佳心理状态，树立战胜疾病信心，以便主动积极与医护人员配合治疗，从而达到整体的最佳治疗效果。

5. 用药护理

告知药物的作用、用法与注意事项，观察药物的疗效与不良反应，发现异常情况及时报告医师处理。

（1）抗胆碱酯酶药物与阿托品：严格遵医嘱给予抗胆碱酯酶药物，宜自小剂量开始，以防发生胆碱能危象，若患者出现呕吐、腹泻、腹痛、出汗等不良反应时，可用阿托品拮抗或遵医嘱对症处理。对咀嚼和吞咽无力者，应在餐前 30 分钟给药，做好用药记录。

（2）糖皮质激素：使用大剂量激素治疗期间，应密切观察病情，尤其是呼吸变化，警惕呼吸肌麻痹，常规做好气管切开及上呼吸机的准备。同时应遵医嘱补钙、补钾。对长期用药患者，应注意观察有无消化道出血、骨质疏松、股骨头坏死等并发症。①用药过程中会出现消化道出血或溃疡、食管炎、胰腺炎，如自感腹部疼痛、胀满及黑便等不适，及时通知医护人员。用药过程中会出现食欲增加，但每次食量过多、食用辛辣刺激食物有可能导致胃溃疡或胃黏膜糜烂出血，因此适当控制饮食并禁食辛辣食物。②用药期间可能会引起水钠潴留、低钾血症，饮食中应注意限制钠盐，给予补钾，可食用含钾高的食物，如香蕉、橘子等。

九、健康教育

（1）注意休息，预防感冒、感染，注意保暖。

（2）避免过度劳累、外伤、精神创伤，保持情绪稳定。

（3）在医师指导下合理使用抗胆碱酯酶药物，掌握注射抗胆碱酯酶药物后 15 分钟再进食或口服者在饭前 30 分钟服药的原则。忌用影响神经—肌肉接头的药物如卡那霉素、庆大霉素、链霉素等以及氯丙嗪等肌肉松弛剂。

（4）育龄妇女应避免妊娠、人工流产等。

（5）就医时要随身携带病历及出院小结，了解目前用药及剂量，以便抢救时参考。

（王 敏 李 杨）

第四节 帕金森病

帕金森病（PD）又称震颤麻痹，是一种中老年常见的神经系统变性疾病，由于黑质多巴胺能神经元变性缺失和路易小体形成病理特性，以静止性震颤、运动迟缓、肌强直和姿势步态异常为临床特征。本病起病缓慢，逐渐进展。男性稍多于女性。65 岁以上的老年人群患病率为 2%。目前，我国帕金森病患者人数已超过 200 万。高血压脑动脉硬化、脑炎、外伤、中毒、基底核附近肿瘤以及吩噻嗪类药物等所产生的震颤、强直等症状，称为帕金森综合征。

一、病因

本病的病因未明，目前认为 PD 非单因素引起，可能为多因素共同参与所致，具体与下列因素有关。

1. 年龄老化

本病 40 岁以前极少发病，主要发生于 50 岁以上的中老年人，60 岁以上发病明显增多，提示年龄老化与发病有关。实际上，只有当黑质多巴胺能神经元数目减少 50% 以上，纹状体多巴胺递质含量减少 80% 以上，临床才会出现帕金森病的运动障碍症状。正常神经系统老化并不会达到这一水平，故年龄老化只是帕金森病发病的一个促发因素。

2. 环境因素

流行病学调查显示，长期接触环境中与吡啶类衍生物 1-甲基-4-苯基 1，2，3，6-四氢吡啶（MPTP）分子结构类似的杀虫剂、除草剂或某些工业化学品等可能是 PD 发病的危险因素。MPTP 本身并无毒性，但在脑内经 B 型单胺氧化酶（MAO-B）的作用转变成有毒性的甲基苯基吡啶离子（MPP$^+$），后者被多巴胺转运载体选择性摄入黑质多巴胺能神经元内，抑制线粒体呼吸链复合物 I 型的活性，抑制细胞的能量代谢，从而导致细胞死亡。故 PD 的发病与工业、农业毒素有关。

3. 遗传因素

本病在一些家族中呈聚集现象，有报道 10% 左右的 PD 患者有家族史，包括常染色体显性遗传或常染色体隐性遗传。目前分子遗传学的研究证明导致 PD 发病的重要致病基因有：PARK1、PARK2、PARK5、PARK7 等。

二、发病机制

多巴胺和乙酰胆碱是纹状体内两种重要的神经递质，功能互相拮抗，维持二者之间的平衡对于基底节环路活动起着重要的调节作用。脑内多巴胺递质主要是黑质—纹状体通路。帕金森病时由于黑质多巴胺能神经元变性、缺失，纹状体多巴胺含量显著降低（超过 80%），造成乙酰胆碱系统功能相对亢进，导致肌张力增高、运动减少等临床表现。

导致黑质多巴胺能神经元变性死亡的确切发病机制目前尚不完全清楚，但已知氧化应激、线粒体功能缺陷、蛋白错误折叠和聚集、胶质细胞增生和炎性反应等在黑质多巴胺能神经元变性死亡中起着重要作用。

三、临床表现

1. 静止性震颤

常为本病的首发症状。多自一侧上肢远端开始，表现为规律性手指屈曲和拇指对掌运动，类似"搓丸样"动作。具有静止时明显，精神紧张时加重，做随意动作时减轻，睡眠时消失等特征。震颤可逐渐扩展至四肢，但上肢通常比下肢明显，下颌、口、唇、舌及头部受累较晚。少数患者无震颤，尤其是发病年龄在 70 岁以上者。

2. 肌强直

本病肌强直是锥体外系性肌张力增高，即伸肌和屈肌的张力同时增高。当腕、肘关节被动运动时，检查者感受到的阻力增高是均匀一致的，称为"铅管样肌强直"。如患者并发有震颤，则在伸屈肢体时可感到在均匀阻力上出现断续的停顿，如同齿轮转动一样，称为"齿轮样肌强直"。另外，有一种具有早期诊断价值的体征称为"路标现象"，即嘱患者将双肘关节立于桌面上，使前臂和桌面呈垂直位置，双臂及腕部肌肉放松，正常人腕关节和前臂成 90°角，而 PD 患者由于腕部肌肉强直而使腕关节呈伸直位置，很像铁路上竖立的路标。

3. 运动迟缓

患者可表现多种动作的减慢、随意运动减少，尤其以开始动作时为明显。如坐下时不能起立，起床、翻身、解系纽扣或鞋带、穿鞋、穿衣、洗脸、刷牙等日常活动均发生困难。有书写时字越写越小的倾向，称为"写字过小征"。面部表情肌少动，表现为面部无表情、不眨眼、双眼凝视，称为"面具脸"。

4. 姿势及步态异常

由于颈肌、躯干肌强直而使患者站立时呈特殊屈曲体态，表现头前倾，躯干俯屈，肘关节屈曲，腕关节伸直，前臂内收，髋关节、膝关节略弯曲等。步态异常最为突出，表现为走路拖步，迈步时身体前倾，行走时步距缩短，上肢协同摆动的联合动作较少或消失。"慌张步态"是帕金森患者特有的体征，表现为行走时起步困难，一迈步时即以极小的步伐前冲，越走越快，不能立刻停下脚步。

5. 其他症状

（1）口肌、咽肌和腭肌运动障碍表现：讲话缓慢、语调低、吐字不清、流涎和吞咽困难等。

（2）自主神经紊乱表现：顽固性便秘、夜间大量出汗、直立性低血压。

（3）精神症状表现：抑郁症、幻觉、思维迟钝等。

（4）疾病晚期可出现智力衰退现象。

四、辅助检查

1. 生化检测

采用高效液相色谱（HPLC）可检测到脑脊液和尿中高香草酸（HVA）含量降低。

2. 基因诊断

采用DNA印记技术、PCR、DNA序列分析等可能发现基因突变。

3. 功能显像诊断

采用PET或SPECT进行特定的放射性核素检测，可显示脑内多巴胺转运体（DAT）功能显著降低，多巴胺递质合成减少以及D_2型多巴胺受体活性早期超敏、晚期低敏等，对早期诊断、鉴别诊断及病情监测有一定价值。

五、治疗

（一）药物治疗

目前，药物治疗是PD最主要的治疗方法。通过维持纹状体内的乙酰胆碱和多巴胺两种神经递质的平衡，使临床症状得以改善。患者需长期或终身服药，遵循从小剂量开始、缓慢递增的原则，尽量以较小的剂量取得较满意的疗效。

1. 抗胆碱药

对震颤和肌强直有效，对运动迟缓疗效较差，适用于震颤突出且年龄较轻的患者。常用药物有苯海索（安坦）、甲磺酸苯扎托品等。并发有青光眼和前列腺肥大者禁用。

2. 金刚烷胺

能促进神经末梢释放多巴胺，并阻止其再吸收。能改善震颤、肌强直、运动迟缓等症状，适用于轻症患者，可单独使用，但维持时间短，常与左旋多巴等药合用。癫痫患者慎用。

3. 多巴胺替代治疗

可补充黑质纹状体内多巴胺的不足，是PD最重要的治疗方法。由于多巴胺不能透过血脑屏障，常用左旋多巴替代治疗，可增强疗效和减少外周反应。主要复方左旋多巴制剂药物有美多巴（由左旋多巴200 mg和苄丝肼50 mg组成）及息宁（由左旋多巴200 mg和卡比多巴20 mg组成）。

4. 多巴胺受体激动剂

通过直接刺激突触后膜多巴胺受体而发挥作用，已逐渐成为治疗PD的另一大类重要药物。主要药物有溴隐亭、吡贝地尔（泰舒达）、普拉克索等。

5. 单胺氧化酶B（MAO-B）抑制药

可阻止多巴胺降解，增加脑内多巴胺含量。主要药物有司来吉米。精神病患者慎用，不宜与氟西汀合用。

6. 儿茶酚-氧位-甲基转移酶抑制药（COMTI）

通过抑制左旋多巴在外周代谢，维持左旋多巴血浆浓度的稳定，加速通过血脑屏障，增加脑内纹状体多巴胺的含量。该药单独使用无效，需与美多巴或息宁等合用方可增强疗效，减少症状波动反应。主要药物有托卡朋（答是美）和恩托卡朋（柯丹）。

（二）外科治疗

适用于药物治疗无效或不良反应严重患者。手术治疗可改善症状，但术后仍需继续服药，故不能作为首选治疗方法。目前开展的手术有苍白球毁损术、丘脑毁损术、脑深部电刺激术等。

（三）细胞移植治疗及基因治疗

目前尚处在动物实验阶段，是在探索中具有广阔前景的治疗方法。

（四）康复治疗

对改善 PD 症状有一定作用，通过进行语言、进食、肢体运动等训练和指导，改善患者生活质量，减少并发症发生。

六、护理措施

（一）基础护理

1. 皮肤护理

（1）预防压疮：注意保持床铺清洁、平整、干燥，协助患者翻身，避免长时间坐位。

（2）促进舒适：出汗多患者穿柔软、宽松的棉布衣裤，协助勤换衣服、被褥，勤洗澡。

2. 提供生活方便

（1）注意床的高度适中，方便患者上下床，两边有床挡保护。

（2）呼叫器、茶杯、纸巾、便器、手杖等放于患者伸手可触及处，方便取用。

（3）室内或走道配备扶手等辅助设施。

3. 饮食护理

给予高热量、高维生素、高纤维素、低盐、低脂、适量优质蛋白质的易消化饮食。

4. 心理护理

PD 患者常常有自卑、焦虑、忧郁、恐惧甚至绝望心理。①应细心观察患者的心理反应，鼓励患者表达并注意倾听其心理感受。②与患者讨论身体健康状况改变所造成的影响，及时给予正确的信息和引导。③鼓励患者尽量维持过去的兴趣和爱好，帮助培养和寻找新的简单易做的嗜好。④鼓励患者多与人交往并指导家属关心体贴患者，以创造良好的亲情和人际关系氛围。

（二）疾病护理

1. 对症护理

（1）运动护理。目的在于防止和推迟关节僵直和肢体挛缩，克服运动障碍的不良影响。①尽量参与各种形式的活动，如散步、太极拳等，注意保持身体和各关节的活动强度和最大活动范围。②有目的、有计划地锻炼，鼓励患者自主活动及做力所能及的事情，尽可能减少对他人的依赖，如患者起坐有困难，应每日做完一般运动后反复练习起坐动作。③注意头颈部直立姿势，预防畸形。④有起步困难和步行时突然僵住不动者，指导其思想放松，目视前方，双臂自然摆动，脚抬高，足跟先着地，家属不要强行拖曳；感到脚沾地时，可先向后退一步，再往前走，比直接向前容易。⑤过度震颤者，可坐在有扶手的椅子上，手抓住椅臂，控制震颤。⑥有显著运动障碍而卧床不起者，应帮助患者采取舒适体位，被动活动，按摩四肢肌肉，注意动作轻柔，避免造成疼痛和骨折。

（2）安全护理。①防烫伤和烧伤：如对上肢震颤未能控制、日常生活动作笨拙的患者，应避免患者自行使用液化气和自行从开水瓶倒水，让患者使用带有大把手且不易打碎的不锈钢饭碗、水杯和汤勺等。②防自伤、自杀、走失、伤人等意外发生：如患者有幻觉、错觉、忧郁、欣快等精神症状或意识模糊、智能障碍，应专人陪护；严格交接班制度，禁止患者自行使用锐利器械和危险品；按时服药，送服到口等。

2. 并发症护理

PD 常需要长期或终身服药，做好用药指导及护理可有效预防并发症发生。

（1）根据患者的年龄、症状类型、严重程度、就业情况、药物价格和经济承受能力等选择药物。

（2）注意药物疗效观察：服药过程中要仔细观察震颤、肌强直和其他运动功能、语言功能的改善程度，观察患者起坐的速度、步行的姿势，讲话的音调与流利程度、写字、梳头、扣纽扣、系鞋带以及进食动作，以确定药物疗效。

（3）药物不良反应的观察及处理。

1）胃肠道反应：如服用复方多巴制剂、多巴胺受体激动药等常可出现食欲减退、恶心、呕吐、腹痛、便秘等不适。在吃药前吃一点面包、饼干等面食或者服用多潘立酮对抗，可有效缓解胃肠道反应。

2）体位性低血压：抗 PD 药物几乎都能导致体位性低血压。注意起床或由坐位起立时动作缓慢，遵医嘱减少服药剂量或改用对血压影响较小的药物。

3）精神、神经系统症状：多数抗 PD 药物可出现兴奋、失眠、幻觉、错觉、妄想等不良反应，应注意观察，做好安全护理并遵医嘱对症处理，调整药物剂量或种类。

4）开—关现象：是长期服用复方左旋多巴制剂后出现的不良反应。指患者突然出现症状加重，全身僵硬，寸步难行，但未进行任何治疗，症状数分钟后又突然消失的现象。此现象可在患者日常生活的任何时间和状态下发生，与服药时间和剂量无关。可能是由多巴胺受体的功能失调引起。在每日保持总药量不变的前提下，通过减少每次剂量，增加服药次数或适当加用多巴胺受体激动剂，减少左旋多巴用量，可以减少该现象发生。

5）剂末现象：又称疗效减退。指每次服药后作用时间逐渐缩短，表现为症状有规律性的波动，即刚服药后不久症状最轻，几小时后症状逐渐加重，直到下一顿药服下后症状才又减轻。与有效血药浓度有关，可以预知，增加每日总剂量并增加服用次数可以预防。

6）异动症：是长期左旋多巴治疗中常见的不良反应。表现舞蹈症或手足徐动样不自主运动，如肢体的舞动、躯干的摇摆、下颌的运动、做各种姿势和痉挛样活动等。一般在服药后 1~2 小时或清晨服药前出现。减少左旋多巴单次剂量或睡前服用多巴胺受体激动剂可缓解症状。

（三）健康教育

1. 预防便秘

应指导患者多食含纤维素多，新鲜的蔬菜、水果，多喝水，指导腹部按摩，促进肠蠕动，每日养成定时排便的习惯以促进排便。如有顽固性便秘，可遵医嘱使用果导、番泻叶等缓泻剂或给予开塞露塞肛、灌肠、人工排便等。

2. 服药指导

（1）左旋多巴：一般每日三餐前 1 小时的空腹状态下服用，可以保证药物充分的吸收，并发挥最大效果。每日服药的时间应该相对固定，尽量避免忽早忽晚，甚至漏服、多服的不规则用药方式。美多巴和息宁两种药物不能同时服用，以避免左旋多巴过量。避免在每次吃药前，进食高蛋白食物，如牛奶、豆浆、鱼类、肉类，更不能用牛奶、豆浆替代开水服药（蛋白质在肠道内分解成氨基酸，妨碍左旋多巴的吸收，影响疗效）。可以在服药起药物疗效后，适当补充蛋白质食物。

（2）金刚烷胺：不能与酒同时服用；对于失眠者，建议早、中各服 1 片，尽量避免晚上睡前服用，以免影响睡眠。

（3）单胺氧化酶 B 型（MAO-B）抑制药：早、中餐后服用可避免恶心和失眠。

（4）儿茶酚-氧位-甲基转移酶抑制药：部分患者尿液可变成深黄色或橙色，与药物的代谢产物本身颜色有关，对健康无害。

（5）抗胆碱药：槟榔是拟胆碱能食物，可降低该药疗效，应避免食用。

3. 照顾者指导

（1）应关心体贴患者，协助进食、服药和日常生活的照顾。

（2）督促患者遵医嘱正确服药，防止错服和漏服，细心观察，积极预防并发症和及时识别病情变化，及时就诊。

（3）患者外出有专人陪伴，如患者有精神、智能障碍，可在患者衣服口袋放置写有患者姓名、住址、联系电话的"安全卡片"或佩带手腕识别牌、以防走失。

（曲丽荣　于萍萍）

第七章

血液内科疾病护理

第一节　营养性贫血

营养性贫血包括巨幼细胞性贫血和缺铁性贫血。

一、护理评估

1. 疾病相关因素

（1）巨幼细胞性贫血：评估是否为儿童或妇女；是否有叶酸、维生素 B_{12} 摄入不足；是否有肠吸收不良如慢性腹泻；是否酗酒；是否长期服用抗癫痫药或避孕药；是否有不良烹饪习惯。

（2）缺铁性贫血：评估患者是否为妇女儿童，居住地在哪里，饮食结构如何；是否存在慢性失血；是否有胃切除史。

2. 身体评估

（1）巨幼细胞性贫血：评估患者有无面色苍白、心悸气短、乏力等；评估患者有无消化道症状如食欲减退、腹胀、腹泻及舌炎等；有无乏力、手足麻木、感觉障碍、行走困难等神经系统表现。

（2）缺铁性贫血：评估患者有无面色苍白、心悸气短、乏力等；评估儿童有无发育及行为改变，对外界反应差，注意力不集中；是否有劳动耐力下降、抗寒能力下降；是否有口炎、舌炎、皮肤干燥、毛发干枯脱落、指甲扁平、脆薄易裂等。

3. 实验室检查

（1）巨幼细胞性贫血：了解患者血清维生素 B_{12} 及叶酸测定情况。

（2）缺铁性贫血：了解患者血象、骨髓象、血清铁和总铁结合力。

4. 心理—社会方面

了解患者的文化水平，是否因知识缺乏导致营养性贫血。了解患者的经济状况及家庭支持情况。

二、护理措施

（1）遵医嘱给予患者补充维生素 B_{12} 治疗或补铁治疗。口服补铁者应告知餐后服用，不可用茶水送服。服药期间若出现胃部不适及时告知医护人员。注射铁剂时应深部肌内注射，若静脉输注，控制输液速度，观察不良反应。

（2）遵医嘱给予患者治疗寄生虫病，定时留取标本送检。告知患者如何注意个人卫生及饮食卫生。

（3）有慢性出血患者应观察出血情况，如月经量、有无黑便等。

（4）告知女性贫血患者不要化妆，如涂口红、腮红、染指甲等，因为不利于病情观察。

三、健康教育

（1）给予患者及家属营养知识教育，告知患者应纠正偏食习惯及不正确的烹调习惯，应多食新鲜蔬菜和动物蛋白。婴儿应提倡母乳喂养，合理喂养，及时添加辅食。妊娠妇女应补充叶酸。在生长发育期或失血期应多食含铁丰富的食物，如红色肉类、动物肝脏、血豆腐、蛋黄、海带及绿色蔬菜等。

（2）嘱患者遵医嘱服药，定期复查血常规。

（3）嘱患者在贫血纠正前不要参加剧烈活动。

（蔡欣宇　张亭亭）

第二节　再生障碍性贫血

一、护理评估

1. 疾病相关因素

评估患者有无接触化学毒物、电离辐射，有无慢性病毒感染，有无使用氯霉素、有机砷、保泰松、甲巯咪唑等药物史；家族有无血液病病史。

2. 身体评估

评估患者有无面色、口唇、甲床苍白，有无头晕、心慌、气短等症状。皮肤有无新鲜出血点、瘀点瘀斑，部位及面积。

3. 实验室检查

了解血常规、骨髓象结果。

4. 心理—社会方面

评估患者对疾病的了解程度，情绪变化，疾病给患者生活、工作带来的不良影响，家庭支持的状况。

二、护理措施

（1）急性患者绝对卧床休息，慢性不严重患者可适当活动，重症患者绝对卧床休息。

（2）急性患者给予监测生命体征，密切观察病情变化。

（3）给予高蛋白、高热量、高维生素的易消化饮食，有出血倾向者应给予少渣半流食。

（4）重症患者应给予保护性隔离，中性粒细胞$<0.5×10^9/L$ 时，应住单间病房，避免交叉感染。

（5）皮肤护理。保持皮肤清洁，定期更换内衣及被服。每晚用 1∶5 000 高锰酸钾溶液坐浴。卧床患者应定时更换体位，预防压疮。

（6）口腔卫生。三餐后及睡前刷牙或用醋酸氯己定溶液漱口，必要时给予口腔护理。

（7）注意患者有无感染及出血倾向。监测体温；观察患者有无咳嗽、咳痰、咽部疼痛；皮肤有无出血点、瘀斑；鼻腔及口腔黏膜有无出血；注意分泌物、排泄物的颜色性质；注意有无颅内出血的症状，如头痛、烦躁、呕吐、意识障碍。如有异常及时通知医师。

（8）输血护理。对重度贫血患者输血速度应缓慢并严密观察输血反应，严格执行无菌技术操作。若出现发热、皮疹等情况应立即减慢输血速度并通知医师。

（9）用药观察及护理。①使用抗淋巴细胞球蛋白（ALG）/抗胸腺细胞球蛋白（ATG）治疗时应给予心电监护，根据要求控制药物输注速度，观察患者有无寒战、发热等不良反应，及时通知医师。②使用环孢素 A 治疗时，注意监测血药浓度，观察患者有无头痛等高血压表现，有无消化道反应，协助医师积极处理。同时向患者解释多毛、齿龈增生、肌肉痛等不良反应属于正常现象，随药物减量症状会消失。③用药期间嘱患者预防感染，同时监测体温变化。

（10）给予患者心理护理，解除患者心理负担，以配合医护人员的治疗。

三、健康教育

（1）鼓励患者正确对待疾病，保持乐观情绪，树立战胜疾病的勇气和信心。
（2）保持居室通风，保持个人卫生，预防感染。
（3）注意自我观察有无出血倾向，如皮肤瘀点瘀斑、牙龈出血、鼻衄、黑便等。
（4）适当锻炼身体，劳逸结合，生活规律。
（5）定期复查血常规，遵医嘱服药，如有病情变化及时就诊。

（高文凯　宁　宁）

第八章

新生儿疾病护理

第一节 新生儿、早产儿的特点及护理

一、正常新生儿特点和护理

（一）概述

正常新生儿从出生后脐带结扎开始到 28 日前的一段时间为新生儿期。大多数新生儿是足月分娩，即胎龄满>38 周，出生体重>2 500 g，无任何疾病。

（二）解剖生理特点

1. 呼吸系统

新生儿鼻腔发育尚未成熟，几乎无下鼻道。鼻黏膜富于血管及淋巴管，故轻微炎症便使原已狭窄的鼻腔更为狭窄，而引起呼吸困难、拒乳及烦躁。胎儿娩出时，由于产道的挤压、缺氧、CO_2 潴留和环境温度的改变等多种刺激，兴奋了呼吸中枢，引出呼吸动作。娩出后两肺逐渐膨胀，血氧饱和度 3 小时内达>90%。由于新生儿胸廓几乎呈圆桶形，肋间肌较薄弱，呼吸运动主要靠膈肌的升降，所以呈腹膈式呼吸。加上呼吸中枢调节功能不够完善，新生儿的呼吸较表浅，节律不匀，频率较快（40~45 次/分）。

2. 循环系统

胎儿在母体内靠胎盘进行气体和营养物质的交换。来自母体的氧合血经脐静脉进入胎儿体内，到肝脏下缘分成两支：一支入肝与门静脉吻合；另一支经静脉导管入下腔静脉，与来自下半身的静脉混合，共同流入右心房。这部分混合血（以动脉血为主）大部分经卵圆孔入左心房，再经左心室流入升主动脉，主要供应心脏、脑及上肢。来自上半身的上腔静脉还原血，入右心房后绝大部分流入右心室，再汇入肺动脉。由于胎儿肺尚未膨胀，故肺动脉的血只有少量流入肺，经肺静脉回到左心房，大部分血则通过动脉导管与来自升主动脉的血汇合，进入降主动脉（以静脉血为主），供应腹腔脏器及下肢，同时经过脐动脉回到胎盘，换取营养物质及氧气。可见胎儿期供应脑、心、肝及上肢的血，血氧含量远较下半身高。胎儿娩出后，肺部膨胀，脐循环中断，血液循环发生了重大变化。肺血管阻力降低，左心房的进血量增多，压力增高，致使卵圆孔功能性关闭。同时，由于肺动脉血氧含量升高，动脉导管收缩而功能性关闭，促使体循环与肺循环分开。一般脐血管在血流停止后 6~8 周完全闭合，

— 140 —

动脉导管大多于出生后 3 个月完成解剖上的闭合。新生儿的心率较快，一般为 120~140 次/分，熟睡时可减至 70 次/分，哭闹时可达 180 次/分，均属正常范围。新生儿的收缩压为 46~80 mmHg。

3. 泌尿系统

新生儿肾脏在出生时已具有与成人数量相同的肾单位，但组织学上尚未成熟。肾小球立方上皮细胞较多，而血管较少，滤过面积不足，按体表面积计算仅为成人的 1/4~1/2。肾小管短而发育不良，回吸收及分泌功能有限，一般仅能维持正常的代谢。由于尿浓缩功能差，排出同样溶质所需水分，新生儿比成人多 2~3 倍。正常足月新生儿 93% 于生后 24 小时内开始排尿，出生后数日，因液体摄入量少，每日排尿仅 4~5 次；1 周后进水量增多，而膀胱容量小，每日排尿可达 20 次。

4. 血液系统

新生儿血容量的多少与脐带结扎的时间有关。若推迟结扎脐带 5 分钟，血容量可从 78 mL/kg 增至 126 mL/kg。血象也随断脐早晚而有差别，延迟断脐者红细胞及血红蛋白含量均较高。出生时胎儿血红蛋白占 70%~80%，出生 5 周后下降为 55%。白细胞计数在第 1 日平均为 $18×10^9$/L，第 3 日开始明显下降，第 5 日接近婴儿值。第 1 日中性粒细胞 67%±9%，淋巴细胞 18%±8%，单核细胞 7%±3%，之后中性粒细胞占比逐渐下降，淋巴细胞和单核细胞占比上升，第 1 周末两者几乎相等。

5. 消化系统

新生儿的口腔黏膜柔嫩，唾液腺分泌量较少（一般要生后 4 个月才达成人水平），唾液中分泌型免疫球蛋白 A 含量甚微。因此，生后头 3 个月婴儿的口腔黏膜相当干燥，容易发生口腔炎与鹅口疮（白色念珠菌感染）。临床上表现为在齿龈边缘的黏膜上可见到米粒样黄白色突起，这是上皮细胞堆积或黏液腺潴留肿胀所致，俗称"马牙"。可自行消失，切忌擦拭、挑割，以防糜烂、感染，甚至引起败血症。新生儿胃呈横位，肌层发育差，贲门较松弛，而幽门括约肌相对较发达，加之胃容量小（初生时为 30~35 mL，2 周时为 60~70 mL，1 个月时为 90~105 mL），故易发生溢乳或呕吐。新生儿胃解脂酶含量较低，但母乳含有解脂酶；胃酸酸度较低，与酪蛋白宜在低酸度中消化相适应，故新生儿对乳类特别是人乳消化良好。新生儿肠道的蠕动较快，出生时咽下的空气 2 小时内就能在回肠见到，3~4 小时到达直肠。其肠道相对的较成人长，与身长之比为 1：6（成人为 1：4）；肠系膜相对也较长，肠壁肌层薄，易有蠕动功能紊乱，而引起呕吐、腹胀，甚或发生肠扭转、肠套叠。新生儿绝大多数在生后 12 小时内开始排出黏稠、黑色或墨绿色的胎便，为胎儿肠黏液腺的分泌物、脱落的上皮细胞、胆汁、吞入的羊水或产道血液等混合物。生后 3~4 日转为黄色粪便。若生后 24 小时未排便，应检查有无消化道先天畸形。

6. 酶系统

新生儿肝内葡萄糖醛酰转移酶不足，多数新生儿生后第 2 日开始表现不同程度的生理性黄疸。此酶的不足还使新生儿不能对多种药物进行代谢处理，容易产生过量现象。

7. 体温调节

新生儿的体温调节中枢功能不够完善，出生后环境温度低于宫内温度，其体温可因能量的丧失而下降。一般 1 小时内可下降 2~3 ℃，然后逐渐回升并波动在 36~37.2 ℃。新生儿对寒冷的反应与成人不同，受冷时不发生颤抖反应，而依赖棕色脂肪产热。棕色脂肪分布在中心动脉（主动脉弓、颈动脉）附近、两肩胛间、眼眶后及周围等。受冷时，通过去甲肾上腺素的调节，棕色脂肪细胞发挥直接产热的功能。新生儿皮下脂肪薄弱，体表面积相对较大（新生儿体重为成人的1/20，体表面积为1/6），容易散热。新生儿汗腺发育不完善，体内水分不足时容易发热，因而宜给新生儿合适的环境温度（即所谓中性温度）。在此环境温度中，机体只需最低的新陈代谢率，耗氧最少，蒸发散热量最小，而能维持正常的核心温度。不同出生体重、不同日龄的新生儿，其所需的中性温度是不同的（表8-1）。

表8-1 不同出生体重健康新生儿的中性温度

出生体重（kg）	中性温度			
	35 ℃	34 ℃	33 ℃	32 ℃
1.0	出生10日内	10日后	3周后	5周后
1.5		出生10日内	10日后	4周后
2.0		出生2日	2日后	3周后
>2.5			出生2日	2周后

8. 神经系统

新生儿的脑相对较大，其重量占体重的10%～12%（成人仅占2%）。脑沟和脑回未完全形成，而脑干及脊髓的发育较完善，所以新生儿有不自主和不协调的动作。大脑皮质兴奋性低，易疲劳，觉醒时间一昼夜仅2～3小时，除吃奶、大小便外，都处于睡眠状态。

9. 内分泌系统

新生儿出生后腺垂体已经具有一定功能，神经垂体分泌不足。甲状腺功能良好，碘吸收率为20%，2～3日增至较高水平。甲状旁腺常有暂时性功能不足。出生时皮质醇较高，肾上腺髓质分泌和存储的激素以去甲肾上腺素为主。

10. 免疫系统

人类免疫系统的发生发育起始于胚胎早期，T淋巴细胞的发育在胚胎6周时（胸腺已形成），但其产生的IL-2活性较低，因而不能发挥细胞免疫的防御反应，较易被一些病毒和真菌侵袭而引起感染。B淋巴细胞的发育早在胚胎7.5周，IgG来自母体，出生时达到正常人水平，起到了帮助新生儿减少感染的危险。但母体来的抗体并不全面，因而新生儿期感染病原体的机会仍较多。在新生儿非特异性免疫反应中，C_3、C_4等补体含量仅为成人含量的一半左右，因而容易导致感染扩散而成为败血症。

11. 代谢

新生儿代谢较成人高，新生儿生后不久即能维持蛋白代谢的正氮平衡。由于胎儿糖原储备不多，早期未补给者在生后12小时内糖原就可消耗殆尽，易发生低血糖。新生儿体内含水量占体重的65%～75%或更高，之后逐渐减少。出生数日内婴儿由于丢失较多细胞外液的水分，导致出生体重下降4%～7%，称为"生理性体重减轻"，但不应<10%。新生儿每日不显性失水为21～30 mL/kg，尿量为25～65 mL/kg，出生后头几日内需水量为50～100 mL/（kg·d）。新生儿血钾也较高，但不出现症状。

附：新生儿行为能力

（1）视觉：新生儿在觉醒状态时能注视物体和移动眼睛，头追随物体移动的方向，这是中枢神经系统完整性的最好预示因素之一。眼电图证明，新生儿目光追随物体时，眼睛有共轭功能。动力检影镜显示新生儿最优视焦距为 19 cm。新生儿调节视焦距能力差，只有距眼 19 cm 左右的物体易看清。这种视焦距调节能力至 4 个月左右达到成人水平。34 周早产儿视觉功能和足月儿相似。除了分娩过程中母亲用药、新生儿一时性代谢紊乱、饥饿或过亮外，新生儿不能觉醒或不能引出视觉反应者，预后可能不良。

（2）听觉：如在新生儿耳旁柔声呼叫或说话，觉醒状态的新生儿会慢慢转过头和眼睛寻找发声的方向，有时也会用眼睛寻找声源。但声音频率太高、强度过大时，新生儿的头反而离开声源或用哭声表示拒绝这种干扰。我国正常新生儿 153 次测定结果显示，98.9% 有视觉和（或）听觉的定向能力。

（3）嗅觉、味觉和触觉：新生儿出生后 5 日时能区别自己母亲的奶垫和其他乳母奶垫的气味。出生后第 1 日对不同浓度的糖溶液吸吮的强度和量不同，这说明新生儿出生后不久就有嗅觉和味觉功能。新生儿对触觉也很敏感，如果你用手按放在哭着的新生儿腹部或握住他的双手，可使他平静。这就是新生儿利用触觉得到安慰的表现。

（4）习惯形成：睡眠状态的新生儿均有对连续光和声反复刺激反应减弱的能力，这说明新生儿具备了对刺激的反应。短期记忆和区别两种不同刺激的功能，可以认为是一种简单形式的学习。

（5）与成人相互作用：新生儿已具有和成年人相互作用的能力。我国新生儿行为神经科研协作组医生对 714 名新生儿 2 142 人次测查中，90% 以上新生儿能追随移动和说着话的人脸。新生儿哭是引起成人反应的主要方式，使其要求得到满足。此外，新生儿的表情如注视、微笑和皱眉也可引起母亲的反应。

（三）护理评估

1. 现病史

（1）胎龄：足月儿、早产儿或是过期产儿。

（2）体重：正常出生体重、低出生体重、巨大儿。

（3）外观：头部、皮肤、头面部（包括颅骨、眼、鼻、口腔、耳）、颈部、胸部、腹部、生殖器、肛门、脊柱和四肢。

（4）各系统生理功能：呼吸、循环、泌尿、血液、消化、神经、内分泌、免疫等系统功能。

2. 健康史

（1）母亲妊娠史：母亲的健康状况，怀孕时有无感染，胎位、胎次及胎盘情况，单胎、双胎还是多胎，有无妊娠合并症等。

（2）母亲分娩史：分娩方式、胎盘及脐带情况等。

3. 心理—社会因素

母亲的情绪、家庭成员的态度、家庭经济情况、有无宗教信仰等。

（四）常见护理诊断/合作性问题

1. 体温调节无效

与体温调节中枢功能不完善、环境温度多变有关。

2. 有窒息的危险

与易呕吐、溢乳吸入及体位不当等有关。

3. 母乳喂养低效或无效

与母亲母乳不足、喂养姿势不当或知识缺乏有关。

4. 有感染的危险

与免疫功能低、外界病原体入侵有关。

（五）护理目标

（1）新生儿体温稳定。

（2）新生儿呼吸平稳，未出现窒息问题。

（3）新生儿能够进行母乳喂养。

（4）新生儿不发生感染。

（六）护理措施

1. 环境

应该为新生儿提供整洁、温暖、舒适的环境，尽早实施母婴 24 小时同室。使新生儿能够适应昼夜光线变化，但应避免光线直射婴儿眼睛。新生儿需注意保暖，出生后应立即将其全身轻轻擦干，用洁净温暖的棉毯包裹。室温宜>23 ℃。新生儿体温应保持在 36.5~37.5 ℃。生后第一日测体温每 6 小时 1 次，稳定在 36.5 ℃左右时，可改为每 16~12 小时 1 次。若体温<36 ℃或>38 ℃时，应查找原因并进行处理。

2. 产后应尽早母婴皮肤接触

让新生儿勤吸吮，次数最好每日不少于 12 次。

3. 皮肤护理

出生不久的新生儿，在脐带未脱落前，避免盆浴，而采用干洗法为新生儿擦身。宜用无刺激性的婴儿专用香皂，浴后要用干软的毛巾将身上的水吸干，并可在皮肤皱褶处涂少许香粉。每次换尿布后一定要用温热毛巾将臀部擦干净，有时因尿液刺激臀部可使皮肤发红，可涂少许无菌植物油。

4. 五官护理

应注意面部及外耳道口、鼻孔等处的清洁，但勿挖外耳道及鼻腔。由于口腔黏膜细嫩、血管丰富，极易擦伤而引起感染，故不可经常用劲擦洗口腔，更不可用针去挑"马牙"，以防细菌由此处进入体内而引起败血症。

5. 哺乳和喂养

（1）出生后母乳喂养越早越好，一般为出生后半小时左右。如果乳母暂时无乳汁分泌，也要尽量让新生儿吮吸乳头，以促进乳汁分泌，增进母婴的感情，利于母体因分娩造成的产后伤口的愈合。

（2）母乳喂养时应采取"竖抱位"，即头部略抬起的喂奶方式。母乳哺喂前应先洗手并将乳头清洗干净。母亲如有呼吸道疾病，喂养时应戴口罩。如乳头有破裂（皲裂）或炎症，请示医生后根据具体情况进行处理。有条件的医院应建立人乳库，采集母亲的乳汁进行喂养。供乳者应健康，无慢性疾病及传染病，采集的乳汁需经巴氏消毒处理。在 4 ℃冷藏保存 24 小时，冷冻保存 3 个月。

（3）哺乳时先吸吮一侧乳房，吸空后再换另一侧，以防残奶淤积在乳房内。如一侧乳房一次喂饱后仍有多余的乳汁，最好使用母乳泵将乳汁吸出（放置于冰箱内储存），以促进乳房的正常泌乳并避免乳汁淤积或继发感染。

（4）人工喂养时，奶嘴洞大小应适中并注意温度。奶嘴喂奶时，尽量不要让宝宝吸进空气，以免吐奶。喂完后可轻拍宝宝背部，以免积气。此外，要对奶瓶、奶嘴严格煮沸消毒。

（5）喂养按需进行，一般情况下 3 小时左右喂一次，每次以吃饱为原则，即宝宝吃奶后不哭不吵，且体重正常增长。喂养后将宝宝置于右侧卧位，促进胃排空，同时避免反流的奶汁吸入气道导致窒息。

（6）喂奶量的多少是按照由少到多增加的原则。如果宝宝食欲减退，伴有吐奶或大小便异常，应及时就诊检查。

6. 预防感染

新生儿常规接种乙型肝炎疫苗，24 小时始接种卡介苗。护理新生儿时，要注意卫生，在每次护理前均应洗手，以防手上沾的细菌带到新生儿的皮肤上发生感染。如护理人员患有传染性疾病或为带菌者则不能接触新生儿，以防新生儿感染。如新生儿发生传染病时，必须严格隔离治疗，接触者隔离观察。乳母休息室在哺乳时间应禁止探视，以减少新生儿感染的机会。

7. 健康教育

使新生儿父母了解疾病的病因及表现、预后等，取得父母的配合，做好父母及家庭成员的安慰工作。

（七）护理评价

（1）新生儿体温稳定。
（2）新生儿呼吸平稳，未出现窒息问题。
（3）能够对新生儿进行母乳喂养。
（4）新生儿未发生感染。

二、早产儿的特点和护理

（一）概述

WHO 定义早产儿的概念是指胎龄<38 周出生的新生儿，而出生体重<2 500 g 的婴儿统称为低出生体重儿。此外，将出生体重在 1 000~1 499 g 的早产儿称为极低出生体重儿，出生体重<1 000 g 者称为超低出生体重儿。若综合考虑胎龄和出生体重因素，则早产儿出生体重在相同胎龄平均体重的第 10 至第 90 百分位的称为适于胎龄早产儿，早产儿出生体重大于第 90 百分位或小于第 10 百分位则分别称为大于胎龄早产儿和小于胎龄早产儿。我国早产儿的发生率为 5%~10%，死亡率为 12.7%~20.8%。体重越低死亡率越高，尤以<1 000 g 者死亡率更高。

关于发生早产的原因，至今仍有许多不明之处，综合临床，大部分早产原因为：妊娠高血压综合征；胎膜早破、胎盘早剥或前置胎盘；母亲患急性传染病或慢性疾病，如心脏病、糖尿病、贫血；母亲有子宫疾病；母体急性或慢性中毒、情感波动或过劳、意外受伤等。

（二）生理解剖特点

1. 外表

早产儿头大，头长为身长的1/3，囟门宽大，颅缝可分开，头发短呈短绒样，哭声轻，颈肌软弱，四肢肌张力低下，皮肤红嫩，胎毛多，耳壳软，乳腺结节不能触到，乳晕不清，足底纹少，男婴睾丸未降或未全降，女婴大阴唇不能盖住小阴唇。

2. 呼吸系统

早产儿呼吸中枢不成熟，呼吸不规则，常发生呼吸暂停。早产儿的肺发育不成熟，表面活性物质少，易发生肺透明膜病变。有宫内窘迫史的早产儿，易发生吸入性肺炎。

3. 消化系统

早产儿吞咽反射弱，容易呛奶而发生乳汁吸入。胃贲门括约肌松弛，胃容量小，易溢乳。早产儿以母乳喂养为宜，但需及时增加蛋白质。出生窒息缺氧可引起体内血液重新分布，致使小肠局部缺血，是造成坏死性小肠结肠炎的原因之一。

4. 神经系统

神经系统的功能和胎龄有密切关系，胎龄越小，反射越差。早产儿易发生缺氧，导致缺氧缺血性脑病。此外，由于早产儿脑室管膜下存在发达的胚胎生发层组织，因而易导致颅内出血。

5. 体温

早产儿的体温调节功能更差，棕色脂肪少，基础代谢低，产热少，而体表面积相对大，皮下脂肪少，易散热，汗腺发育不全和缺乏寒冷发抖反应。体温调节困难且不稳定，因此，早产儿的体温易随环境温度而变化。

6. 心血管系统

早产儿的动脉导管关闭常延迟，可导致心肺负荷增加，引起充血性心力衰竭、肾脏损害及坏死性小肠结肠炎。近年来，早产儿出现心律失常的比例较前增加。

7. 其他

早产儿肝脏不成熟，葡萄糖醛酰转换酶不足，因而对胆红素代谢不完全，生理性黄疸持续时间长且较重，常引起高胆红素血症。与足月儿相比，早产儿在出生后数日内外周血红细胞及血红蛋白下降更迅速，血小板数略低于足月儿，故早产儿易发生贫血和出血。早产儿肾小球和肾小管不成熟，处理水、电解质和酸性物质能力差，易发生代谢性酸中毒。早产儿体液免疫和细胞免疫均不成熟，缺乏来自母体的抗体，易发生感染。早产儿氧疗时间过长或浓度过高，常严重影响其视网膜的血管形成，从而引起视网膜病变等。

（三）治疗要点

根据早产儿的孕周、体重，母亲产前、产时、产后情况，以及生产方式等具体情况给予相应的治疗，如给予肺泡表面活性物质，使用无创通气及有创呼吸机、抗生素等治疗方法。

（四）护理评估

1. 现病史

（1）患儿的呼吸、体温、脉搏：注意呼吸是否规则，有无呼吸暂停发生；体温是否平稳，有无体温的突然波动。

（2）患儿的血压：以判断有无颅内出血，评估脉压差。患儿心前区是否闻及杂音，以判断有无动脉导管未闭。

（3）患儿体重增长情况：定期测量头围、身长。

（4）患儿的喂养情况：胎龄 34 周前尽量给予鼻饲喂养，34 周后锻炼经口喂养，注意吸吮、吞咽与呼吸的协调性。观察患儿是否存在胃食管反流情况，喂养后有无呼吸暂停发生。

（5）二便情况：观察小便色、质、量，大便是否正常，有无腹胀、大便带血等坏死性小肠结肠炎的症状发生。

（6）四肢屈曲度、肌张力情况，头部受重力影响的程度等。

2. 健康史

母亲有无妊娠高血压综合征；有无胎膜早破、胎盘早剥或前置胎盘；母亲患急性传染病或慢性疾病，如心脏病、糖尿病、贫血；有无子宫疾病；母体急性或慢性中毒、情感波动或过劳、意外受伤等。

3. 辅助检查

（1）B 超检查：是否有颅内出血，并注意出血的程度。

（2）胆红素检查：有无发生黄疸及黄疸的程度。

（3）血常规检查：血红蛋白、血小板计数、C 反应蛋白等，监测患儿有无贫血或感染等发生。

（4）血气分析：以监测是否发生代谢性酸中毒。

（5）血培养：选择敏感的抗生素。

（6）肝肾功能检查等。

4. 其他

心理社会因素。

（五）常见护理诊断/合作性问题

1. 家长知识缺乏

与对早产儿的相关知识不了解有关。

2. 有感染的危险

与早产免疫系统功能不成熟有关。

3. 有出血的危险

与早产发育不成熟有关。

4. 体温不稳

与早产不能维持体温有关。

5. 舒适的改变

与早产不成熟有关。

6. 疼痛

与各种有创性操作有关。

7. 皮肤、黏膜完整性受损

与早产儿的皮肤、黏膜不成熟有关。

8. 有体液不足的危险

与早产儿的不显性失水增加有关。

（六）护理目标

（1）早产儿未发生颅内出血等。

（2）早产儿未发生低体温。

（3）早产儿未发生感染。

（4）早产儿未发生皮肤损伤。

（5）早产儿未发生体液失衡。

（七）护理措施

1. 维持体温稳定

早产儿室的温度应保持在 24~26 ℃，相对湿度为 55%~65%。早产儿由于体温中枢发育不完善，体温不稳定，应加强体温监测，每日 2~4 次。体温的维持应从娩出后即开始，立即擦干身上的羊水，并用干燥、预热的毛毯包裹，尽快放置暖箱或远红外辐射床。暖箱的合适温度见表 8-2，常用暖箱湿度见表 8-3。

表 8-2　常用暖箱温度　　　　　　　　　　　　　　　　　　　　单位:℃

体重（g）/日龄	<1 000	1 000~1 500	1 500~2 000	2 000~2 500	>2 500
0~6 小时	36.2~36.7	35.4~36.2	34.2~35.7	33.6~34.8	32.7~34.8
6~12 小时	36.0~36.7	35.4~36.2	34.1~35.7	33.0~34.8	32.0~34.8
12~24 小时	35.9~36.6	35.2~36.0	34.1~35.6	32.5~34.7	31.6~34.7
24~36 小时	35.9~36.5	35.1~35.9	34.0~35.5	32.3~34.7	31.2~34.4
36~48 小时	35.9~36.5	35.0~35.9	33.9~35.4	32.0~34.6	31.0~34.2
2~3 日	35.8~36.4	34.8~35.9	33.6~35.2	31.8~34.4	30.6~34.1
3~4 日	35.7~36.3	34.7~35.8	33.5~35.1	31.7~34.2	30.2~33.6
4~5 日	35.6~36.3	34.4~35.7	33.3~35.0	31.6~34.1	29.9~33.4
5~6 日	35.5~36.2	34.3~35.6	33.2~34.9	31.6~33.9	29.8~33.1
6~8 日	35.2~36.0	34.1~35.5	33.0~34.8	31.6~33.8	29.3~32.5
8~10 日	35.1~35.9	34.0~35.2	32.8~34.6	31.6~33.5	29.3~32.5
10~12 日	34.9~35.8	33.9~35.0	32.7~34.4	31.6~33.4	29.3~32.0
12~14 日	34.7~35.7	33.4~35.0	32.6~34.3	31.6~33.3	29.3~31.4
2~3 周	34.1~35.6	33.0~35.0	32.4~34.2	33.2~31.0	—
3~4 周	33.6~35.2	32.3~34.6	32.0~34.1	30.4~33.0	—
4~5 周	33.3~34.7	31.8~33.9	31.5~33.9	29.9~32.6	—
5~6 周	—	31.0~33.1	—	29.3~31.8	—

表 8-3　常用暖箱湿度　　　　　　　　　　　　　　　　　　　　　　单位:%

日龄	<28 孕周或极低出生体重儿	28~30 孕周
0~3	70~85	60~65
3~4	60~75	50~55
4~14	50~65	40~45

注 85%湿度可能发生滴水现象,此时可调至 80%;湿度最低限为 40%;当新生儿>14 日龄、体温稳定时湿度可设为 40%。

2. **维持有效呼吸**

早产儿易发生缺氧和呼吸暂停。有缺氧症状者给予氧气吸入。吸入氧浓度和时间应根据缺氧程度及用氧方法而定,尽量使用空氧混合器,维持血氧饱和度(SpO_2)在 88%~93%,避免发生视网膜病变,并根据 SpO_2 监测结果及时进行氧浓度的调整。呼吸暂停者给予弹足底、托背、吸氧、面罩球囊加压给氧处理,如果频繁呼吸暂停应考虑插管。同时应考虑有无感染的发生,及时更换抗生素。

3. **正确喂养不宜过迟,可防止低血糖及减轻黄疸程度**

吸吮力差者,采用鼻饲或口饲喂养。尽量母乳喂养,以减少坏死性小肠结肠炎的发生,不能经肠道喂养者可采用静脉高营养。喂养应防止发生呛奶,因早产儿吸吮—呼吸—吞咽功能不协调,经常会发生吃奶时口周发绀、SPO_2 下降等。此时应及时停止喂养,待患儿充分呼吸、面色转红、SpO_2 恢复后再继续喂养。喂养时和喂养后应将患儿置于侧卧位或将患儿喂养后放置俯卧位防止胃食管反流。每次管饲喂养前应抽吸胃潴留物,胃潴留量<每顿奶量的 25%时可继续喂养;胃潴留量>每顿奶量的 25%但<每顿奶量的 50%时,只需补足余量;胃潴留量>每顿奶量的 50%时,可考虑停止喂养。

4. **预防感染**

早产儿抵抗力低,消毒隔离要求高。应加强口腔、皮肤及脐部的护理,发现微小病灶都应及时处理。经常更换体位以防发生肺炎。制定严密的消毒隔离制度,严禁非专室人员入内,严格控制参观和示教人数。发现体温波动、呼吸暂停时应考虑是否发生感染,并及时检查血常规,抽取血培养送检,及时调整抗生素。感染的患儿应及时做好隔离,避免交叉感染。吸引器及吸氧装置等都应专人专用,不可混用。

5. **并发症**

注意监测各种并发症的发生,如坏死性小肠结肠炎、颅内出血、视网膜病、败血症等。

(八) 护理评价

(1) 早产儿未发生颅内出血等。

(2) 早产儿未发生低体温。

(3) 早产儿未发生感染。

(4) 早产儿未发生皮肤损伤。

(5) 早产儿未发生体液失衡。

(赵 真 刘佳丽)

第二节 新生儿高胆红素血症

一、高非结合胆红素血症

（一）概述

新生儿高非结合胆红素血症较为常见，多发生在新生儿早期。由于胆红素生成过多、肝脏对胆红素摄取和结合能力低下、肝肠循环增加所致，为多种病因引起的高胆红素血症。临床表现皮肤、巩膜黄染，粪便色黄，尿色正常，血清非结合胆红素升高，又称为高间接胆红素血症。

（二）病因与发病机制

1. 先天性非溶血性高非结合胆红素血症

胆红素-尿苷二磷酸葡萄糖醛酰转移酶（B-UGT）是存在于肝细胞内的一种催化酶，被肝摄取的非结合胆红素在此酶作用下形成结合胆红素。先天性 B-UGT 缺陷或活性低下均可影响结合胆红素的形成，导致非结合胆红素的升高。人类有 3 种先天性非溶血性高非结合胆红素血症，发病的遗传基础为位于染色体 2q37 位点上的 UGT 发生突变。根据此酶缺乏程度和基因分析的不同，可分为 Gilbert 综合征和 Crigler-Najjar 综合征 I 型和 II 型。

2. 家族性暂时性高胆红素血症

即 Lucey-Driscoll 综合征，有明显家族史。原因是母亲妊娠中期和后期血清中存在一种尚未被证实的 UGT 抑制素，能通过胎盘到达胎儿体内，有抑制 UGT 的作用。该病新生儿出生后 48 小时内会发生严重的黄疸，血清胆红素（TSB）可达 342 μmol/L 或更高。如不及时换血治疗，可发生胆红素脑病。

3. 围产因素与高胆红素血症

主要包括母亲和新生儿两方面的因素。母亲方面主要包括妊娠期疾病导致新生儿缺氧而影响肝酶活性，导致高胆红素血症；应用的药物如催产素、麻醉剂等引起红细胞破坏增多导致黄疸；母亲的年龄越大，新生儿高胆红素血症发生率越高；分娩方式中产钳助产、胎头吸引、臀位助产等均有导致新生儿高胆红素血症的危险。胎儿和新生儿方面的因素包括胎盘和脐带异常、宫内发育迟缓、早产、第一胎、男性等，均可能引起高胆红素血症。

4. 母乳性黄疸

尚未明确原因，可能与母乳中含较高浓度的孕-3（α），20（β）二醇可抑制 UGT 有关，也可能是母乳中脂肪酶活性高，促进母乳中甘油三酯水解成游离脂肪酸，抑制 UGT 活性，引起高非结合胆红素血症，也可能是新生儿肝肠循环增加的原因。

（三）临床表现

主要为高非结合胆红素血症的症状，患儿精神、食欲稍差，皮肤黄染呈杏黄色，便色、尿色正常。黄疸特点为出现时间较早。实验室检查 TSB 增高，红细胞、网织红细胞及肝功能则因不同发病因素可有异常或正常。母乳性黄疸一旦停喂母乳或改配方乳 48~72 小时后，黄疸可以明显减轻。若再开始喂母乳，黄疸可重新出现，但程度会减轻。

（四）治疗要点

由于黄疸程度以轻度、中度占多数，主要采用光疗。重度黄疸者也可同时静脉输注清蛋白、血浆治疗，预防发生胆红素脑病。母乳性黄疸时，TSB<256.5 μmol/L，可继续母乳喂养，加强监测。TSB>342 μmol/L 时加用光疗。

二、高结合胆红素血症

（一）概述

新生儿高结合胆红素血症是由于多种病因导致肝细胞和（或）胆道对正常胆汁的分泌和（或）排泄功能障碍或缺损，伴有结合胆红素增高而引起的以阻塞性黄疸为主要表现的综合征，即皮肤、巩膜黄染，大便色泽变淡或陶土色，尿色深黄，肝脾肿大，肝功能损害等。

（二）病因与发病机制

从病因上分为肝胆道阻塞、遗传代谢紊乱、先天性持续性淤胆以及获得性肝内淤胆。按照解剖结构可分为肝细胞性（肝细胞排泄障碍及摄取、结合、排泄均障碍）、肝细胞排泄障碍（包括 Dubin-Johnson 综合征和 Roter 综合征）。肝细胞摄取、结合、排泄均障碍的包括新生儿肝炎、新生儿败血症、药物及中毒、遗传性代谢紊乱（碳水化合物代谢紊乱，如半乳糖血症、糖原累计病Ⅳ型、果糖不耐受；脂肪代谢紊乱及溶酶体贮积症，如尼曼—匹克病、Gaucher 病、Wolman 病、胆固醇脂累积病等；氨基酸代谢紊乱，如酪氨酸血症、高蛋氨酸血症等；其他如 α_1 抗胰蛋白酶缺乏症、新生儿垂体功能低下、囊性纤维性病、肝肾综合征、家族性肝脂肪变性、肝豆状核变性等）、染色体病及其他严重营养不良、慢性充血性心力衰竭等。胆道排泄障碍包括肝内梗阻，如病毒性肝炎及其他感染、肝内胆管缺如、药源性淤胆等；肝外梗阻如先天性胆管闭锁、先天性胆总管囊肿、胆总管结石等。

（三）临床表现

新生儿肝炎引起者，起病缓慢而隐匿，黄疸可出现在新生儿早期，持续不退或加剧或新生儿后期，生理性黄疸消退后又再度出现黄疸，伴轻度呕吐、厌食、体重不增等，出生后可有正常颜色大便，以后逐渐转为淡黄色、灰白色或陶土色，尿色深黄，肝、脾增大不显著。也有一开始就表现严重者，如发热，黄疸日趋加剧，大便呈陶土色，肝增大、质偏硬，脾增大，腹壁静脉怒张，腹水，会阴及下肢水肿，发展到肝性脑病、食管静脉曲张、消化道出血、颅内出血、脓毒败血症等并发症而死亡。胆管闭锁者黄疸出现在出生后不久或 1 个月内，呈进行性加重，极期呈黄绿色或灰绿色，同时巩膜发黄，泪液变黄，皮肤瘙痒而烦躁；便色变浅呈淡黄色，甚至持续性白陶土色大便，尿色深黄如红茶样；>3 个月的患儿，黄疸呈深黄色，巩膜呈深黄绿色，白陶土色大便又转为淡黄色。到 5~6 个月时，患儿全身状态迅速恶化，因胆道完全梗阻、胆汁性肝硬化、脂肪吸收障碍，出现脂溶性维生素缺乏及出血倾向，易感染，有低蛋白性水肿。

（四）治疗要点

根据不同的病因采取不同的治疗方法。对于肝炎患儿以预防为主，可进行疫苗的预防接种，针对病因进行抗感染治疗。对症治疗如保肝治疗、肾上腺皮质激素使用，可以消除肝细胞肿胀，减轻黄疸，延迟肝组织纤维化等，应用利胆药如熊去氧胆酸等。对于胆管闭锁的患儿可采用手术治疗。

三、混合性高胆红素血症

（一）概述

新生儿高非结合胆红素血症和高结合胆红素血症同时存在时称混合性高胆红素血症。

（二）病因与发病机制

感染是引起新生儿混合性高胆红素血症的重要原因，细菌和病毒感染都可使血胆红素升高而致黄疸。发病机制是多方面的，病原体可引起红细胞破坏，发生溶血或（和）影响肝葡萄糖醛酰转移酶的活性，使肝对胆红素的摄取和结合能力降低，使血非结合胆红素升高。同时由于肝排泄功能障碍而致胆汁淤积，使结合胆红素也同时升高，表现为混合性高胆红素血症。

（三）临床表现

新生儿多表现体温不升、拒奶、呕吐、呼吸不规则、嗜睡或烦躁不安等非特异性症状。如感染伴有溶血，则可出现贫血。

（四）治疗要点

主要治疗原发病，积极控制感染，加强支持疗法。可采用大剂量丙种球蛋白静脉治疗。黄疸不宜光疗，可选用药物治疗。

附：新生儿换血疗法

换血是治疗高胆红素血症最迅速的方法，主要用于重症母婴血型不合的溶血病。溶血病换血可及时换出抗体和致敏红细胞，减轻溶血，降低血清胆红素浓度，防止核黄疸，同时纠正贫血，防止心力衰竭。换血偶有心脏停搏等危险，并有继发感染可能，所以必须严格掌握指征。

换血指征：①产前诊断基本明确而新生儿出生时脐带血血红蛋白<120 g/L，伴水肿、肝脾肿大、心力衰竭者；②血清胆红素>342 μmol/L，且主要是非结合胆红素者；③凡有早期核黄疸症状者，不论血清胆红素浓度的高低都应考虑换血；④早产儿及前一胎有死胎、全身水肿、严重贫血等病史者，此胎往往也会出现严重的高胆红素血症；出生后已 1 周以上，体重较大、情况良好、无核黄疸症状者，即使血清胆红素达 427.5 μmol/L，而其中直接胆红素>85.5 μmol/L 者，也可先用其他方法治疗；⑤光疗失败，光疗 4~6 小时后，血清胆红素仍上升 8.6 μmol/（L·h），可视为光疗失败，准备换血。

（五）护理评估

1. 现病史

了解患儿的反应、精神状态、吸吮力、肌张力等情况，监测体温、呼吸，患儿皮肤黄染的部位和范围，注意有无感染和抽搐等。

2. 健康史

了解患儿胎龄、分娩方式、Apgar 评分、母婴血型、体重、喂养及保暖情况，了解患儿体温变化及大便颜色、药物服用情况、有无诱发接触等。

3. 辅助检查

了解胆红素的监测结果，进行 B 超、MRI、肝穿刺检查，细菌学检测等。

4. 心理—社会因素

了解患儿家长心理状况，针对本病病因、性质、护理、预后进行详细讲解，使患儿家长充分理解。

（六）常见护理诊断/合作性问题

1. 潜在并发症

胆红素脑病。

2. 知识缺乏

缺乏黄疸护理的有关知识。

3. 潜在光疗相关并发症

与蓝光治疗有关。

（七）护理目标

（1）不发生胆红素脑病。

（2）家长了解黄疸护理的有关知识。

（3）不发生光疗相关并发症。

（八）护理措施

1. 密切观察病情

监测胆红素测定结果，预防胆红素脑病的发生。注意皮肤、巩膜、大小便的色泽变化和神经系统的表现，观察患儿是否出现拒奶、嗜睡、肌张力减退等胆红素脑病的早期表现，及时与医师联系，做好抢救准备。

2. 合理喂养

尽早开奶，通过刺激肠蠕动促进胎便的排出，建立肠道正常菌群，减少胆红素的肝肠循环。

3. 注意保暖

维持体温 36.5～37.5 ℃，避免低体温时游离脂肪酸过高，与胆红素竞争清蛋白结合位点。

4. 做好蓝光疗法的护理

蓝光可促进非结合胆红素转化为水溶性异构体，经胆汁和尿液排出。对严重高胆红素血症需要换血的患儿，可减少换血的次数，提高疗效。

5. 做好换血的护理

针对严重高胆红素血症的患儿，护士做好换血物品、环境及药物的准备，按照换血操作流程进行操作。期间严密观察患儿血糖、血气、电解质等的检测结果。

6. 其他治疗

按照医嘱输入清蛋白和肝酶诱导剂，利于胆红素与清蛋白结合，减少胆红素脑病的发生。预防患儿发生低血糖、低体温、缺氧、酸中毒、感染等。

7. 健康教育

向家长解释患儿高胆红素血症的原因和患儿的病情，使家长能够配合治疗。红细胞6-磷酸葡萄糖脱氢酶缺陷者，忌食蚕豆及其制品，避免接触樟脑。发生核黄疸者，应及早给予康复治疗和护理。

（九）护理评价

（1）未发生胆红素脑病。

（2）家长掌握了黄疸护理的有关知识。

（3）未发生光疗相关并发症。

（汪　颖　吴　佩）

第三节　新生儿呼吸窘迫综合征

新生儿呼吸窘迫综合征是由于缺乏肺表面活性物质而使肺泡进行性不张，临床上表现为生后不久出现进行性加重的呼吸窘迫和呼吸衰竭。病理上以肺泡壁附有嗜伊红的透明膜和肺不张为特征，故又称新生儿肺透明膜病，多见于早产儿。

一、护理评估

（一）健康史

患儿发生本病前常有早产、宫内窘迫及宫内感染，母亲患糖尿病，产时窒息、分娩未发动前行剖宫产等病史。本病主要见于早产儿或有围生期窒息、前置胎盘、胎盘早期剥离及宫内感染等病史。

肺表面活性物质（PS）主要成分为磷脂，孕35周后迅速由胎儿肺泡II型上皮细胞合成。其可降低肺表面张力，防止呼气末肺泡萎陷，保持功能残气量，稳定肺泡内压，减少液体自毛细血管向肺泡渗出。当肺表面活性物质缺乏时，肺泡表面张力增加，呼气末功能残气量明显减少，肺泡逐渐萎缩，肺顺应性降低，潮气量和肺泡通气量减少，导致 CO_2 潴留。通气/血流值降低，引起缺氧，进而导致代谢性酸中毒。缺氧及混合性酸中毒，使肺毛细血管通透性增高，液体漏出，肺间质水肿和纤维蛋白沉着于肺泡内表面形成嗜伊红透明膜，致气体弥散障碍，加重缺氧、酸中毒，进而抑制肺表面活性物质合成，形成恶性循环。

（二）临床表现

多数患儿于生后2~6小时（不超过12小时）出现进行性呼吸困难和发绀，伴烦躁不安、鼻翼扇动、三凹征、呼气性呻吟或以后出现呼吸不规则、呼吸暂停、面色青灰，肌张力低下，最后进入衰竭。早期胸部尚隆起，随肺不张加重而下陷，呼吸音低，可闻及细小湿啰音。心率快，心音由强变弱，甚至出现充血性心力衰竭。由于病情加重或使用呼吸机，患儿吮吸母乳困难，重者可并发肺出血等。生后2~3日病情严重，72小时后明显好转。

（三）心理—社会状况

家长对本病的治疗及预后知识缺乏，加上患儿病情较重，可出现焦虑、恐惧和内疚等心理变化，故应评估患儿家长对本病认识、焦虑程度、经济承受能力等。

（四）实验室及其他辅助检查

1. X 线检查

（1）毛玻璃样改变：两肺呈普遍性透过度降低，可见弥漫性均匀一致的细颗粒状影。

（2）支气管充气征：在弥漫性肺泡不张（白色）的背景下，可见清晰充气的树枝状支气管（黑色）影。

（3）白肺：严重时双肺野均呈白色，肺肝界及肺心界均消失。

2. 泡沫试验

取胃液 1 mL 加 95%乙醇 1 mL，振荡 15 秒，静置 15 分钟后，若沿管壁有多层泡沫形成，则可排除 RDS，若无泡沫，可考虑呼吸窘迫综合征。

（五）治疗要点

应立即给氧、辅助呼吸、保暖；尽早使用肺表面活性物质替代；维持酸碱平衡；支持治疗，供给所需营养和水分；控制肺部感染。

二、常见护理诊断/问题

1. 自主呼吸受损

与缺乏肺泡表面活性物质导致肺不张、呼吸困难有关。

2. 营养失调：低于机体需要量

与摄入量不足有关。

3. 有感染的危险

与抵抗力降低有关。

三、护理措施

（一）改善呼吸功能

1. 保持呼吸道通畅

及时清除口、鼻、咽部分泌物，必要时于雾化吸入后吸痰，每 2 小时翻身 1 次，室内湿度保持在 55%左右。

2. 供氧及辅助呼吸

根据病情及血气分析，选用导管、面罩或头罩吸氧，维持 PaO_2 在 6.7~9.3 kPa（50~70 mmHg）、SaO_2 在 87%~95%。应防止氧中毒。①尽早应用鼻塞持续气道正压呼吸，增加功能残气量，防止肺泡萎陷和不张，改善通气和血流比例失衡，使 PaO_2 上升。②当持续气道正压呼吸无效，即 $PaO_2<6.7$ kPa（50 mmHg）或 $PaCO_2>7.9$ kPa（60 mmHg）时或频发呼吸暂停时，行气管插管并采用间歇正压通气（IPPV）及呼气末正压通气（PEEP）。

3. 气管插管

协助医生尽早（生后 24 小时内）使用肺泡表面活性物质，可减轻症状及提高治愈率。滴入前彻底吸净气道内分泌物，随之经气管插管分别取仰卧位、右侧卧位、左侧卧位再仰卧位，使药物较均匀地进入各肺叶。也可在滴入后，用复苏器加压给氧以助药液扩散。

4. 保暖

置患儿于适中的环境温度中，使患儿皮肤温度在 36~36.5 ℃，以减少氧的消耗。

5. 严密观察病情

重症患儿应送入监护室，用监护仪监测体温、呼吸、心率、血压及血气等，并随时进行再评估，认真填写特别记录单。若有变化及时通知医师。

（二）保证营养供给

患儿因呼吸困难或各种导管的置入，常不能吸吮母乳，应按医嘱静脉补液，供给充足能量及水分，生后第 1～2 日时液量应控制在每日 60～80 mL/kg，以后逐渐增至每日 80～200 mL/kg，用生理维持液。能量不足，应输血浆或清蛋白或静脉全营养液。已排胎便并有肠鸣音者，可用鼻胃管喂养。病情缓解后及早恢复母乳喂养。

（三）预防感染

因该病多为早产儿，住院时间较长，抵抗力较差，极易发生院内感染，做好各项消毒隔离工作至关重要。

（四）健康教育

让家长了解该病的危险性、预后及治疗情况，安慰家长，使其理解和配合治疗；教会父母居家照顾的相关知识，为患儿出院后得到良好的照顾打下基础。

（黄蕊萍　徐卫娜）

参考文献

[1] 李小寒，尚少梅．基础护理学［M］．7版．北京：人民卫生出版社，2022．

[2] 何文英，候冬藏．实用消化内科护理手册［M］．北京：化学工业出版社，2019．

[3] 邵小平，黄海燕，胡三莲．实用危重症护理学［M］．上海：上海科学技术出版社，2021．

[4] 尤黎明，吴瑛．内科护理学［M］．7版．北京：人民卫生出版社，2022．

[5] 葛艳红，张玥．实用内分泌科护理手册［M］．北京：化学工业出版社，2019．

[6] 任潇勤．临床实用护理技术与常见病护理［M］．昆明：云南科学技术出版社，2018．

[7] 陈凌，杨满青，林丽霞．心血管疾病临床护理［M］．广州：广东科技出版社，2021．

[8] 熊云新，叶国英．外科护理学［M］．4版．北京：人民卫生出版社，2018．

[9] 邵小平．实用急危重症护理技术规范［M］．上海：上海科学技术出版社，2019．

[10] 蒋红，顾妙娟，赵琦．临床实用护理技术操作规范［M］．上海：上海科学技术出版社，2019．

[11] 李乐之，路潜．外科护理学［M］．7版．北京：人民卫生出版社，2022．

[12] 曹梅娟，王克芳．新编护理学基础［M］．4版．北京：人民卫生出版社，2022．

[13] 李俊红，叶丽云．实用呼吸内科护理手册［M］．北京：化学工业出版社，2018．

[14] 杨琳，王琳琳，熊燕．实用临床护理操作技术［M］．南昌：江西科学技术出版社，2020．

[15] 谢小华．急诊急救护理技术［M］．长沙：湖南科学技术出版社，2020．

[16] 钟印芹，叶美霞．基础护理技术操作指南［M］．北京：中国科学技术出版社，2020．

[17] 吴惠平，付方雪．现代临床护理常规［M］．北京：人民卫生出版社，2018．

[18] 叶文琴，王筱慧，李建萍．临床内科护理学［M］．北京：科学出版社，2018．

[19] 李庆印，陈永强．重症专科护理［M］．北京：人民卫生出版社，2018．

[20] 谢萍．外科护理学［M］．北京：科学出版社，2018．

[21] 王建英，王福安．急危重症护理学［M］．郑州：郑州大学出版社，2018．

[22] 黄人健，李秀华．妇产科护理学高级教程［M］．2版．北京：科学出版社，2018．

[23] 王玉琼，莫洁玲．母婴护理学［M］．3版．北京：人民卫生出版社，2017．

[24] 范玲，沙丽艳．儿科护理学［M］．北京：人民卫生出版社，2018．